Andrew Kertesz

The Banana Lady and Other Stories
of Curious Behaviour and Speech

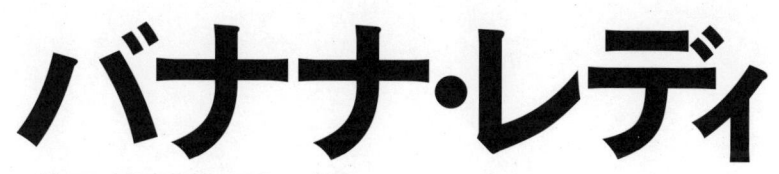

バナナ・レディ

前頭側頭型認知症をめぐる19のエピソード

監訳 **河村 満**
昭和大学神経内科 教授

医学書院

［著者］
Andrew Kertesz MD FRCP(C)
Professor of Neurology, University of Western Ontario, St. Joseph's Hospital

Authorized translation from the first English language edition,
Entitled Andrew Kertesz : The Banana Lady and Other Stories of
Curious Behaviour and Speech. This edition is published by Trafford
Publishing.
Copyright© 2006 by Andrew Kertesz.
©First Japanese edition 2010 by Igaku-Shoin Ltd., Tokyo
Printed and bound in Japan

バナナ・レディ
　　前頭側頭型認知症をめぐる19のエピソード
発　　行　2010年5月15日　第1版第1刷
著　者　アンドリュー・カーティス
監訳者　河村　満
発行者　株式会社　医学書院
　　　　代表取締役　金原　優
　　　　〒113-8719　東京都文京区本郷1-28-23
　　　　電話　03-3817-5600（社内案内）
印刷・製本　双文社印刷

本書の複製権・翻訳権・上映権・譲渡権・公衆送信権（送信可能化権を含む）
は㈱医学書院が保有します．

ISBN978-4-260-00961-4

JCOPY 〈㈳出版者著作権管理機構　委託出版物〉
本書の無断複写は著作権法上での例外を除き禁じられています．
複写される場合は，そのつど事前に，㈳出版者著作権管理機構
（電話 03-3513-6969，FAX 03-3513-6979，info@jcopy.or.jp）の
許諾を得てください．

訳者一覧 (五十音順)

石原　健司　昭和大学神経内科 講師
市川　博雄　昭和大学神経内科 講師
井堀　奈美　川崎協同病院リハビリテーション科
岡本　　保　富坂診療所
毛束真知子　東京都立神経病院リハビリテーション科
小早川睦貴　玉川大学脳科学研究所
小山　慎一　千葉大学大学院工学研究科
近藤　正樹　京都府立医科大学大学院神経内科
高橋　伸佳　千葉県立保健医療大学 教授
武田　景敏　大阪市立大学大学院老年内科学
鶴谷奈津子　昭和大学神経内科
福井　俊哉　昭和大学横浜市北部病院 准教授
緑川　　晶　中央大学文学部 准教授

監訳者 序

　前頭側頭型認知症（frontotemporal dementia；FTD）は，まだ不明な点が多い疾患である．アルツハイマー病，レビー小体型認知症に続いてわが国でも3番目に多い変性性認知症と考えられているが，十分な疫学調査はなされていないので，実際の頻度は明確ではない．しかし，私の診察室を訪れる患者さんは多く，また最近増加傾向にあるという実感がある．正確な調査が行われれば，現在想像されている以上に多数で，今後さらに増える可能性もある疾患である．症候は多彩で，失語などの言語症状が主訴になることも多い．時には精神疾患との鑑別が難しいこともあり，臨床診断が厄介なのもこの疾患の特徴である．

　原書"The Banana Lady and other stories of curious behaviour and speech"は英国でペーパー・バックとして出版された，一般読者向けの本であるが，FTD患者が呈した様々な行動異常，言語症状をエピソードで，わかりやすく解説しているのが特徴である．医学的な要点と介護にあたっての注意点も含まれているので一般読者以外の，認知症にかかわる神経内科医，精神科医にとって大変有用である．さらに，患者家族をはじめとした介護者にも参考になる．この本に書かれている多くのエピソードから，病状の進行を推測することができるので，介護について事前に備えることができるのである．FTDは十分な薬物療法がない疾患でもあり，この点は大切な点である．

　アルツハイマー病以外の認知症疾患では，この種の本は非常に少ない．類書はわが国にはないと思うし，海外でも見たことがない．認知症にかかわるわが国の多くの人に役立つと思ったのが，翻訳のきっかけである．

　もう一つ理由がある．それは，著者が私と旧知の仲であったことである．著者のAndrew Kertesz先生とは30年近くの付き合いがある．Kertesz先生はカナダ，オンタリオ州ロンドンのWestern Ontario大学神経内科名誉教授で，私が最も尊敬している神経内科医であり，神経心理学者であ

る．若いころボストンで Norman Geshwind 先生から神経学・神経心理学を学び，ウェスタン失語症総合検査（WAB）という失語評価法を開発した方でもある．この検査法は日本語にも翻訳され，標準化されて広く使用されている．失語に関して多くの業績があるが，最近では FTD についての業績が多い．ピック・コンプレックス（前頭側頭型認知症と似た，もう少し広い疾患を含む疾患概念）という概念を提唱したことは有名である．あまり知られていないが，発作性運動誘発性舞踏アテトーシス（paroxysmal kinesiogenic choreoathetosis）という不随意運動を主徴とする家族性神経疾患の最初の記載者でもある．

　2009 年 6 月にオンタリオ州ロンドンで，Third International Research Workshop on Frontotemporal Dementia in ALS という会が開催された．参加者は 100 人に満たない小規模の国際ワークショップで，日本からの参加は数人であった．主催者は Western Ontario 大学神経内科教授の Michael J Strong 先生（Kertesz 先生の弟子にあたる）であった．規模は小さかったが，内容は最新のトピックを扱ったもので，非常に充実しており，参加者は皆満足していた．会期中ホテルの部屋に思いがけず Kertesz 先生からお電話があった．自宅でディナーにお招きいただき，写真アルバムを奥様と一緒に見ながら以前来日された際ご一緒した富士山登山，京都・奈良旅行の思い出話に花を咲かせた．また，Kertesz 先生は元々ブタペストのご出身で，ハンガリー動乱のころカナダに移住なさったことなど，今まで伺ったことのないこともお話しされた．お別れの際，「『バナナ・レディ』の翻訳は順調に進んでいますよ」とお伝えした時の笑顔は今でも思い出すことができるが，完成した日本語版を手にされたらどのような顔をして喜んでくださるだろうか．今から楽しみである．

　本書を出版するに際して，訳者の方々に感謝する．また翻訳のまとめの段階では，昭和大学神経内科の新人大学院生杉本あずさ氏の力を借りたことも最後に付記したい．

2010 年 4 月

河村　満

まえがき

　本書は，一般の認識よりはるかによくみられはするが，ほとんど知られていない疾患に関する話である．他の多くの神経疾患と同様，正確な原因は謎のままであるが，われわれは，その解剖，遺伝子，生物学を理解し始めたところである．前頭側頭型認知症（FTD）は，現在いわゆる脳の「変性疾患」の一つに分類され，進行性に行動と人格，あるいは言語と移動運動能力を侵していく．症状は，しばしばフィクションよりも奇妙で，時には家族関係や社会関係を緊張させ，それらを崩壊させる状況を生みだす．

　本疾患はアルツハイマー病や躁うつ病と間違えられることが多い．多数の患者が誤った診断のまま施設で亡くなり，少数の者は死後にやっと正確に診断される．これにはさまざまな理由がある．アーノルド・ピック（Arnold Pick）が19世紀に記載してから，本疾患は一つの臨床症候群として知られてきたが，その数多くの臨床的特徴と病理所見は過去から現在までそれぞれ別のまれな脳の病気として報告されてきた．このことは少し，象のたとえに似ている．賢人ぶった盲者は象の脚を手で触れたときそれを木と呼び，別の者は体幹に触れそれを壁と思い，またある者は鼻に触れ，それを蛇と称するだろう．このように別々に認識されることで，本疾患は比較的よくみられるにもかかわらずその理解が妨げられてきた．

　本書は，脳と行動に興味がある一般の読者と，時に患者以上ではなくとも等しく苦しむ介護者を対象に書かれている．必要があれば専門的な表現に対し説明を加えた．精神疾患や神経疾患を診断・治療する専門家には，本書が症例に基づいたテキストとして役立つであろう．症例はすべて実際のもので，人名と地名だけを変えてある．各症例は典型的な一つの行動を代表するように選ばれているが，こうした行動の多くには共通点があり全体を通じて繰り返し述べられている．各症例ごとに，生物学的・心理学的・社会的問題を提起し，行動に関する何らかの説明を加えた．「自己」とは何か，人格，自由意志，決断さらにモラルは何から構成されるのかを問う哲

学的な問題もある．その他に神経学上の項目として，どのように脳が障害されるか，病気が進行する様式と原因，表現型，経過と遺伝性が議論される．さらに病気の生物学，臨床診断，検査，遺伝子学に関する専門用語をわかりやすく説明した．一般の読者のみならず専門家にも有用な情報を提供する簡潔なサマリーを付した．介護者に役立つヒントの要約は本疾患ならではのもので，症状の進行に関するおおまかな印象とそれに対処するための筆者の個人的経験を伝えるものである．巻末には次第に増加する術語の用語解説と主要参考文献を示した．

　本書の発行に際して以下の方々に感謝したい．本書の内容の発想と題材のもとである患者とその介護者たち，本書の執筆を激励し，最初のタイピングと参考文献の列挙を行ってくれた管理アシスタントの Bonita Stevenson とそれを引き継いだ Kathy Ayers，そして本疾患に関するわれわれの興味と知識が発展してきたとき，私と患者らと共に仕事をした認知神経学部門のチーム—Wilda Davidson-Mardlim, Dr. Brian Gold, Dr. Hans Karbe, Dr. Drew Kirk, Marybelle Lozanski, Pat McCabe, Merrin Blair, Nicole Davis-Faroque, Darlyne Morlog, Koula Pantazopoulos, Dr. Cecile Marczinski, Dr. Paul McMonagle, Dr. David Munoz に負うところが大きい．Bonita Sevenson, Diane Wey, 私の妻の Ann には注意深い編集作業，Tom Pridding には表紙のデザイン，Trafford の Connie McCann には専門的編集とデザイン面でお世話になった．神経学者であり神経病理学者の David Munoz は，本疾患に関するわれわれの病理学的概念の形成に多大な貢献をし，「ピック病とピック・コンプレックス」（Wiley-Liss）と題された専門書と，Annals of Neurology（2003）の増補版として刊行された，オンタリオ，ロンドンで 2002 年に開催された FTD とピック病会議の抄録の共同編者である．

Andrew-Kertesz, MD, FRCP（C）
ロンドン，オンタリオ
2006 年 6 月

目次

監訳者 序 ……………………………………………………………… v
まえがき ………………………………………………………………… vii

序論 ………………………………………………… 訳：岡本　保　　1

エピソード編　19人の多彩な患者たち

episode 1　バナナ・レディ——偏食 ………………… 訳：高橋伸佳　　7
episode 2　大食漢の一人前——過食症 ……………… 訳：井堀奈美　　15
episode 3　使い始めたら離さない——使用行為 …… 訳：鶴谷奈津子　25
episode 4　失われた言葉——原発性進行性失語 …… 訳：毛束真知子　33
episode 5　"ステーキ"って何ですか？
　　　　　　——意味性認知症 ………………… 訳：井堀奈美　　41
episode 6　奇術師と芸術家
　　　　　　——徘徊・落ち着きのなさ ……… 訳：緑川　晶　　51
episode 7　他人の手——錐体外路症候群 …………… 訳：石原健司　　61
episode 8　ボレロのヒーロー
　　　　　　——進行性核上性麻痺 ……………… 訳：石原健司　　67
episode 9　セクシーな老女——性行動亢進 ………… 訳：福井俊哉　　73
episode 10　樽に住む男——老年期隠遁 ……………… 訳：武田景敏　　81
episode 11　法をめぐるトラブル
　　　　　　——社会的問題行動 ………………… 訳：福井俊哉　　89
episode 12　モリア——ふざけ症 ……………………… 訳：岡本　保　　97
episode 13　モリア（その2）——駄洒落と歌 ……… 訳：岡本　保　　109
episode 14　"すばらしい"人生——錐体路症状 …… 訳：市川博雄　　115

episode	15	ジーンズフェチ——常同行動	訳：小早川睦貴	121
episode	16	変えられない——遂行機能の障害	訳：小早川睦貴	131
episode	17	"満ち足りない"無関心 ——関心と洞察の欠如	訳：毛束真知子	139
episode	18	子どもになった父親——幼児化	訳：近藤正樹	147
episode	19	彼女はもう彼女ではなくなってしまった ——個性の喪失	訳：小山慎一	153

解説編——前頭側頭型認知症への理解を深めるために

歴史上・生物学上から見たFTD／ピック・コンプレックス
　　　　　　　　　　　　　　　　　　　　　　　　　　訳：近藤正樹　163

診断と遺伝相談 …………………………………………… 訳：武田景敏　171

介護者への助言 …………………………………………… 訳：市川博雄　181

FTD／ピック・コンプレックスにどう対処するか？
　——治療方針の選択と研究の方向性 ……………… 訳：高橋伸佳　201

用語解説 …………………………………………………… 訳：石原健司　205
文献 ………………………………………………………………………… 209
索引 ………………………………………………………………………… 213

序論

　われわれが1900年頃のプラハのヴァーツラフ広場にいると想像してみよう．この地域は栄光の20世紀へと移り変わる時点のほとんどそのままの状態で保存されているので，最近そこを訪れた人なら，さして困難なく想像できるだろう．現代の旧馬市場は，ヨーロッパの建築空間のうち最も優美なものの一つに取って代わられ，ネオルネサンス風，バロック風，アールヌーボー風のマンションや宮殿に似たホテルに取り囲まれている．ハプスブルグ家によってもたらされた平和と繁栄の時代に，馬の背に乗ったチェコスロバキア王ヴァーツラフの像が，国立博物館前の広場に立てられることになっている．帝国の少数民族の解放が始まり，国家資本は回復し，それまでに例のない成長を記録しつつある．この広場は90年後に今度はロシア支配に抵抗した「ビロード革命」の舞台となる．その角をまがったところのKrakow 6通りに洒落た家があり，そこにカレル大学精神神経科の教授に任命されたばかりのアーノルド・ピック（Arnold Pick）が住んでいる．最後に私がその建物を見学したときにはブルガリア大使館に代わっていて中には入れなかった．さらに5ブロックほど南に行くと14世紀にカレル王によって設立された「新市街」があり，このKaterinska通りの，現在は神経病クリニックとなっている有名な「Katerinky」というプラハの患者収容所で，ピックは患者の教育と診察を行っていた．

　以上がわれわれの物語の背景である．

　ピックは，1892年から1906年の間の一連の論文に，後に彼の名を冠することになった新しい疾患である前頭側頭型変性症を記載した．彼は，進

行性の脳の萎縮が脳を限局的に侵し，奇妙な行動や言葉の喪失を生じ，それら二つの特徴によりこの疾患が区別されることを強調した．それ以前は，脳の変性はびまん性で老化や「動脈硬化」（現在，認知症において血管性の原因が再度見直されていることは興味深い）の結果と考えられていた．

ピックはカレル大学のドイツ語学部にある精神神経科教授であった（神経学と精神医学はクレペリンとフロイト以後に分離する）．プラハはオーストリア-ハンガリー帝国の主要都市で，それ以前の時代には神聖ローマ帝国の首都として，しばしばハプスブルグ家に統治された．その後帝国では，ピックと同時代人であるウィーン大学のマサリクの指導下で，19世紀にチェコ独立運動の再気運が興った．チェコを代表する人たちに，国家の問題に関して重要な発言権が与えられた結果，プラハのカレル大学では精神神経科を含めチェコ語による学部がドイツ語による学部と並行して設置された．興味深いことに，チェコの精神神経科は精神科のほうを指向したままだったが，神経学者としての素養のほうが高かったピックは，行動と言語の両方が障害される疾患を記載したのである．ピックは神経学と精神医学に渡って幅広い関心をもち，特に言語の神経学に興味があった．彼には，言語の喪失，すなわち失語を合併した文法障害についての著書がある．後に彼の名が冠されたこの病気の最初の症例は，アウグスト・Hという名の進行性失語症の男性患者である〔アルツハイマー病の有名な第1例目の女性患者アウグステ・Dと混同しないように．原発性進行性失語（PPA）の記載された episode 4 を参照のこと〕．ピックは次のように記述している．「……病歴から言語障害は徐々に進行してきたことが示唆され……左半球特に左側頭葉の脳回に著明な萎縮があった……」2冊目の本は，本書に記された多くの症例にも共通している異常行動を扱った．症例は，あたかも今日それが書かれたかのように生き生きと記載されている．「41歳の主婦が徐々に変化していった．彼女は注意散漫になり，不器用になった……日常の仕事を放棄し，子どもたちの面倒もみず，洋服は着たまま，ベッドを整えず，髪をとかすことすらやめた．仕事を途中で投げ出し，怠慢にゴロゴロしていた．彼女は自ら口を開こうとはせず，質問をそのまま繰り返し，型にはまった返事をし，時々保続がみられた．唯一，彼女は自分の身体に関心をもち，ノミと空腹が不平の種で，いつも食物を欲しがっていた．」

19世紀は，臨床−病理学的観察，すなわち患者の生存中に臨床観察された症候を説明するために死後の身体の変化を調べるという方法が用いられ，疾病分類の黄金時代となった．20世紀への変わり目は，アルコールやホルムアルデヒドで組織を保存し，ニューロンにみられる変化を検出するために脳を銀染色する新しい技術により，ことさら実りの多い時期であった．アルツハイマーは，アルツハイマー病でみられる剖検脳の顕微鏡所見のみならず，ピックが記載した前頭側頭型変性症の例で銀に染まる丸い封入体(後にピック小体と名づけられる)をも報告した．これら「銀の小球」には診断的価値があると発表されたが，その後すぐに剖検で患者の1/4にしか認められないことが明らかになった．封入体を有さない例は80年後には前頭型あるいは前頭葉型認知症(FLD)と称されるようになった．名称の変更は現在も進行中で，最近造られたものは，前頭側頭型認知症(FTD)，前頭側頭葉変性症(FTLD)，原発性進行性失語(PPA)，意味性認知症(SD)と，大部分の例が運動ニューロン疾患(MND)型の封入体を有することが判明したため名称が変わりつつある，特有の組織学的所見を欠く認知症(dementia lacking distinctive histology；DLDH)という使いにくい用語である．このように用語が拡大し，まれであり関連がないと思われる状態を示すアルファベットの組み合わせが多く生じた(巻末の用語解説を参照)．これら多様な要素の関連性が理解され始めたのはこの10年である．

　ピック病なる用語が好んで使われる傾向にあるが，専門的文献ではピック小体のみられる病理を有する例に限ってピック病とすることが多い．こうした制限が，本疾患はまれであるとする誤った定説と，患者の死後，病理学者によってのみそれを正しく診断できるとする矛盾を生んだ．死後はじめて診断されるのであれば，その病気を定義することに一体何の意味があるのかと問われても当然である．

　傑出した病理学者で私の共同研究者のDavid Munozと他の優れた病理学者たちは疾患に名前を付けて臨床家に返す準備ができていなかったため(現在もできていない)，Munozと私は用語上の混乱を打破するため，全体の本質を示す意味でピックコンプレックスという用語を提唱した．多くの研究者は前頭側頭型認知症(FTD)と前頭側頭葉変性症(FTLD)という用語をあらゆる状況で使うため，専門書の中ではこれらが互換的に使用さ

れている．多くの人はdementiaという用語を嫌い，また患者は最初，人格変化と言葉の消失の一方，あるいは両方を呈するだけなので，認知症ではないと主張することもできるだろう．多様な症状における，臨床と病理学的所見の一致は，分子生物学，生化学と，家族性を有する例での遺伝学のレベルで裏づけされた．診断方法の進歩，増え続ける文献，さまざまな領域の研究者と臨床家が意見を交換するコンセンサス会議が，本疾患がまれであるとする神話の解消に有用である．人口に基づいた確実な数は不明だが，慎重な評価の結果，本疾患に罹患している人は認知症患者の12％，すなわちアメリカだけで100万人以上と推定される[1]．

1：本疾患の展開と歴史的観点，アーノルド・ピックの詳細な伝記と完全な文献の一覧については，『ピック病とピックコンプレックス』Kertesz A, Munoz DG 編，Wiley-Liss，1998年刊を参照のこと．

エピソード編

19人の多彩な患者たち

バナナ・レディ

偏食
food fads

　教会の電話がまた鳴った．受話器を取らなくともヘンリーには誰からの電話かわかっていた．彼が帰宅途中にミルクとバナナを買うのを確認するために，ドーンはその朝，すでに数えきれないくらい何度も電話してきていた．彼は絶望的に電話を一瞥し，切ってしまおうとさえ考えた．けれども深いため息をつきながら受話器を取った．
　牧師であるヘンリーの妻ドーンは，病気になる前は有能で社会的に洗練され，音楽の才能にも恵まれており，教会の受付として働いていた．彼女はヘンリーが受けもつ教区で重要な役割を演じており，イギリス女王がカナダを訪れた際にもてなしたこともある．ドーンが奇妙な行動をとり始めたのは50代後半のことであった．彼女は教会に集まった人々の隅で，誰とも話さず立っているようになり，行事の間中，2階に上がってピアノを弾いていることもあった．彼女は客のもてなしや教区の仕事をしなくなり，ある日は，何の説明もなく，1時間も早く仕事から家に帰ってしまった．彼女は「頭の中が鳴る，眠れない」と訴えて多くの時間をベッドの中で過ごしたり，クリスマスキャロルを聴いたとき，奇妙な「感情失禁」を呈して泣き出したりしたこともある．ドーンのかかりつけ医はこれらの症状をうつと解釈した．しかし，彼女に悲哀感はなく，種々の抗うつ薬によっても改善しなかった．ドーンが身の上話を長ったらしく繰り返し始めたので，家族は彼女の記憶に何か障害があると思い，症状が始まってから2年後に神経学的診察を受けることになった．
　私のクリニックに来る頃には，ドーンには新たに奇妙な，抑制できない

一連の異常行動がみられた．まったく別人になって，彼女は刺激的な性的抱擁で夫を出迎えたり，見知らぬ人に自分の性生活について話したりした．衝動的に家でポルカを踊ることもあった．真夜中に起きて，眠るための運動としてよく街へ出かけた．不眠対策の一つとして，主にスコッチで「寝酒」を始めたので，ヘンリーは彼女の見えないところにボトルを隠さなければならなかった．かかりつけ医が睡眠促進に，酒ではなくホットミルクとバナナをとることを勧めたのをきっかけに，ドーンは一度に5～6本のバナナを食べ始めた．その後，他の食物は胃を悪くすると言い張って，1日3～4リットルのミルクと数束のバナナによる食事療法を始めた．彼女は教区事務所にいるヘンリーに一日に何度も電話してきて，自分のための十分なミルクとバナナがあることを確認した．彼は，ドーンに新たな問題，すなわち夜尿症が生じたため，夜にミルクを飲むことを制限した．しかし，彼女は通りを歩きながら，ミルクをもらいトイレを使わせてもらうために，隣近所のドアを叩いてまわった．

　当初，ドーンは思い出したように料理や洗濯や掃除をしていたが，最終的に全く家事をしなくなった．彼女は教養ある女性だったが，古いターザン映画を見始め，ヘンリーがニュースを見たがっても，目的もなくチャンネルを変え続けた．何度も同じ話題を繰り返し，ピアノで演奏する曲はいつも同じだった．また，会話の内容を誤解し，聞いたことをそのまま解釈するようだった．たとえば，彼女の一番下の息子が，コーチをしている女子ホッケーチームについて「このチームの女の子達はとても上手なので，男の子達とプレイすべきだ」といった意味の冗談を言ったら，ドーンは息子が多くの女性と性的関係をもっているのではないかと心配し始めた．

　私が最初にドーンに会ったとき，彼女は快活で，話好きで，見当識も正常で，「認知症」的なところは全くなかった．しかし彼女の話は幾分まとまりに欠け，本題から離れやすく，的はずれな部分があった．やや躁的にもみえたが，無関心で洞察を欠いているところもあった．神経心理学者は常同性と集中力欠如に気づいたが，知能や記銘力は驚くほど正常であった．彼女はトレイルメイキング（数と文字とを交互に結んでいくテストで，注意と集中力を必要とする）を除けば，通常の前頭葉検査は良好な成績であった．彼女の示した反応のうちいくつかは，性急で，衝動的であり，やる気

のなさが関連しているようにみえた．

　ドーンの病気は悪化したが，徘徊や過度のミルクとバナナの摂取はトラゾドン[2]の服用によってやや改善していた．しかしその後，頻繁で強迫的なトイレ使用といった新たな症状が加わった．これは感染をはじめとする尿路疾患など，他の医学的な説明は困難な症状であった．彼女はミルクの量を制限されると，イライラし，文句を言うようになった．そして引きこもりや抑制欠如に加えて，自分の外見や家族を無視し始めた．朝，着替えをせず，一日中スウェットスーツを着ていた．彼女は初めはヘンリーのために昼食を作っていたが，その後冷凍食品のみになってしまった．彼女はドライブに出かけるのが好きになり，スピード感を楽しむようになった．交差点で信号が変わりつつあっても，ヘンリーにスピードを出すよう迫った．

　1年後の再診時，ドーンの落ち着きのない混乱した行動は明白かつ重篤であった．面接の間何回も立ち上がり，診察室を歩き回り，絵や本を取り上げたり，周りにある多くの物に触れたりした．自分から話すことは減り，質問に対する答えは短く，表面的で口先だけであった．彼女はしばしば何かを噛むかのように口を動かし，座っている間ずっと馬に乗って急いで走らせているように，体を上下に常同的に動かした．

　結局，ヘンリーはドーンの世話をするため仕事を辞め，訪問介護士の助けを借りて，さらに数年間がんばった．彼は妻の奇怪な行動に落ち着いて対処した．牧師として他人に力を貸す経験で培った平静さやユーモアのセンス，そして無欲で奉仕する性格が，試練を乗り越えるのに役に立った．この間，ドーンはチョコレートをやたら欲しがるようになり，スプーンで砂糖を食べた．口に食物を詰め込み，頬を膨らませ，噛んでいるばかりで飲みこまなかった．口数が徐々に減り，ついに何の表情や感情も示さず，無動性無言となった．最終的に，ドーンは全介助の状態となり，介護施設に入り，発病後9年で死亡した．私はヘンリーに数年後にまた会い，夫婦で最後の数年間移り住んだ北の町で牧師の職を再開したと聞いてうれし

---

[2]：抗うつ薬がFTDのいくつかの症状を改善することがわかってきた．後述のセロトニンと治療についての記載を参照のこと．

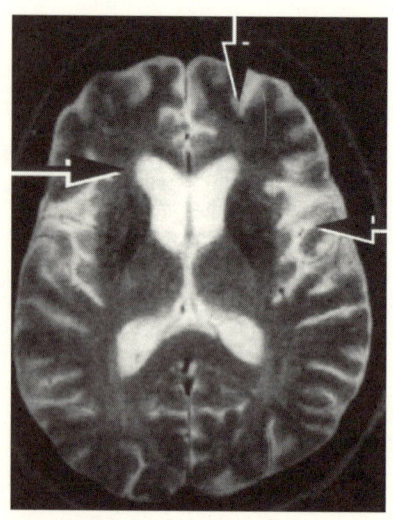

図1 MRI
両側の前頭葉と側頭葉に萎縮がみられる（矢印）．黒い部分が脳，白い部分は液体である．上が前．水平断．

かった．彼は新しい生活の地でも，今まで通り明るく，機智に富んだ親切な人のように見えた．

　ドーンの家族は彼女の脳の解剖に興味を示し，同意した．病理所見はFTD/ピックコンプレックスの最も一般的な型として現在認められているものに特異的なものであった．前頭部と側頭部の萎縮がみられ，神経細胞には変性した蛋白質からなる顕微鏡的沈着物や封入体を伴っていた．この封入体はピック病におけるピック小体との出現部位と類似した場所にみられたが，運動ニューロン疾患（motor neuron disease；MND)[3]における封入体と同様の染色性を持っていた（疾患を決定するのに重要な方法である組織染色，すなわち組織生化学については，解説編「歴史上・生物学上から見たFTD/ピック・コンプレックス」で詳しく述べる）．彼女の生存中に，CT，MRI，脳血流シ

---

[3]：運動機能を進行性に荒廃させるこの疾患にかかった野球選手の名前をとって，アメリカではルー・ゲーリッグ病として知られている．この疾患は筋力，嚥下や発話を障害するが，最近の研究では，わずか数年前に考えられていたよりもずっとFTDとの関連が深いことが示されている．

ンチグラフィーで，解剖学的な疾患名のもとになった，典型的な両側の前頭側頭葉の萎縮が認められた(**図 1**)．当初は，それらは放射線科医によって年齢相応の変化としてとらえられていたが(公平に言えば，画像検査報告書でピック病あるいは FTD という診断を示唆するのが放射線科医である場合もあるが)．

　ドーンの話は，初めから終わりまで，ピック病あるいは FTD における行動異常の典型である．タイトルでも示したように，彼女の最も顕著な症状の一つは，ある食物への強迫的な嗜好である．これは非常に共通した症状なので診断的価値があると考えられている．ある一定の食物，たとえば，甘いもの，バナナ，スパイスの効いた「ジャンクフード」などにとりつかれることが最も典型的であるが，チキン，ファストフード，ソース，中華料理，時にはアルコールのこともある．甘党の程度はほとんどの場合，人によっては子どものころからある「甘いもの好み」よりも明らかに強い．糖尿病のように，甘いものを好むようになる他の原因は除外されている．過食は時にうつ病の徴候として現れる．しかし，FTD/Pick 病患者においては，過食は異様な強迫的性質をもつ．それはある程度「Pica」(異食)，すなわち時に妊婦にみられるある食物への特別な好みに似ている．それは自閉症でもみられることがある．たとえば自閉症の子どもは甘いものやスパイシーフードを好み，他の食物を拒むことがある．FTD 患者には，ほかにも自閉症と共通する現象があり，このことはこの本の後の部分で話題にする．

　FTD/Pick 病患者では，他の食物に比べて，バナナとクッキーやポテトチップス，クラッカーへの好みが際立っている．バッグ一杯のキャンディを買い込み，すべてを一気にたいらげて大食漢のレッテルを貼られる患者もいる．私は大量のバナナ「中毒」になった何十人もの患者を知っている．明らかに，バナナは大量のアミノ酸，セロトニンの前駆物質であるトリプトファンを含んでいる．これらの患者の脳内でのセロトニン欠乏が，バナナや他の甘いものを好む基盤にあるものと思われる．これらは失われた神経伝達物質を補うための化学的刺激物として役立つからである．ブドウ糖はセロトニンを増加させる．神経伝達物質は，動物では気分や活動性を調整するが，人間では推測の域を出ていない．砂糖に気分を静めたり高揚さ

せたりする効果が何故あるかは正確には知られていない．セロトニン欠乏が想定されることが，この病気の患者にセロトニンを上昇させる抗うつ薬（選択的セロトニン再取り込み阻害薬：SSRI）を使用するための理論的根拠ともなっている．効果は時によって違うが，やや症状が改善することもある(Swartzら，1997)．これらの頻繁に用いられる薬剤の副作用については注意が必要である．重篤な副作用はまれであるが，これらの薬剤に十分精通した人のみが処方したり中止したりすべきである．セロトニンおよびセロトニンと他の行動との関連については次項でさらに述べる．

　次の引用文は，甘いものや他の一定の食物に対して繰り返す異常な嗜好について，介護人達が私に話したものである．これらの引用文は，患者の行動の多様性(そして個々の患者にとっては常同性と呼ばれる多様性の欠如)だけではなく，われわれの多くがもつ通常の食物嗜好とは異なる性質や執拗さについても示してくれている．

　……甘党になった……甘いものやココナッツクリームパイを好み，喫煙を再開する……パイなどの甘いものの他には食欲を示さない……アイスクリーム，フルーツジュース，チキンを好む……砂糖を好むようになり，多くのスイーツを食べる，デザートが彼女の主食である……何に対してもプラムジュースを一緒に注文する，大量の砂糖を入れたお茶を飲む，……常にガムを噛み，たくさんのキャンディーを食べ，コーヒーケーキや蜂蜜，メープルシロップにとりつかれている……ジャンクフード，クラッカー，シリアル，バタータルト，ポップコーンを食べるのを好む……スプーンいっぱいの砂糖を食べる……ポップコーンとポテトチップスを常食とし，大量のビールを飲む……ワインに関する本を買ってから，朝でも強迫的にワインを飲む……いつもチョコレートとドリトスを欲しがる……卵，グレープフルーツ，七面鳥に夢中である……たくさんのドーナッツとオートミールレーズンクッキーを好み，ジュースをたくさん飲む……いつも中華料理を食べたがる……シナモンロールとコーヒーを好む……朝食に大量のアイスクリームを食べ，キャンディーを好む……いつもクッキーとバナナを買う……チキンサンドイッチとフレンチフライを好む……過量のリンゴ，バナナ，チョコレートバーを食べる……オートミールレーズンクッキーを好み，

いつもレストランでチキンを注文する……毎日チキンをマッシュルームと一緒に料理する……1日9回，ジンに浸したレーズンを食べる……甘党になり，キャンディー，ジャム，チョコレートやオレンジゼリーを食べる……鶏の手羽肉を好む……クッキー，レーズン，キャンディーだけを食べ，デザートが好きで，絶えずガムを噛みたがる……毎日ドーナッツショップへ行く……チョコレートバーが好きで，際限なく食べる……レイズポテトチップスを毎日ほしがる……甘いもの以外の食物摂取が減った……クッキーが好きで，大量のワインを飲む……甘い飲み物を買い，チョコレートとアイスクリームを好む……食後デザートを4個食べる……2日でケーキ1個を全部食べ，1日に数束のバナナを食べる……キャンディーを買いだめする……いつもファミリーレストランへ行きたがる．

　ドーンには他にも，家族や友人に「以前から知っている彼女ではない」と言わせるような多くの行動や人格の変化があった．このような劇的な人格喪失は，バーモント州の医師ジョン・ハーロウによる19世紀半ばの症例報告に初めて報告されている．それは記録に値する驚くべき出来事に関してであった．フィニアス・ゲージは良心的で信頼できる鉄道工事現場の監督であり，きちんとした性格で，社会道徳を守る人であった．火薬を爆破させるために叩く長い鉄の棒が，彼の眼窩と前頭葉を突き破るまでは．彼は麻痺もなく事故から生き延びたが，顕著に人格が変化した．ハーロウがその論文の中で「ゲージはもはやゲージではない」と記載しているように，いいかげんで，不遜で，子どもっぽく，社会的に不適切な行動をとった．
　ドーンには，本書の他の多くの患者同様，奇妙な無関心さや頑迷さとともに，気質や服の着方の変化，思考の定型化，幼児化，固執傾向，偏食などを特徴とする奇妙な変化がみられた．ドーンはジキル博士からハイド氏のように変わった．その変容はサイエンスフィクションの仕掛けに匹敵するものだった．

大食漢の一人前

過食症
gluttony

　ディックはだまされてクリニックに行くよう勧められ，私のクリニックにやってきた．彼の妻は，彼がかゆがっている発疹について病院で診てもらわないといけないと話したのであった．ディックは他に具合が悪いところがあることを否定し，彼の行動について尋ねられると怒り出した．私のクリニックへの紹介状は彼がアルツハイマー病の疑いがあることを示唆していた．ディックに「自分の何が問題だと思うか」と尋ねると，「神経質でじんましんのため皮膚を掻いてしまうこと」と答えた．確かにそれは事実であったが，全体の症状からは程遠いものであった．彼は体の大きさと英国なまり（南ロンドンと聞いている）から，チャールズ・ディケンズの小説『ピックウィック・ペーパーズ』に出てくる"太った少年"を思い起こさせた．ディックの妻であるカレンは，彼の体重のことと，高血圧の治療を拒否することが次第に心配になってきた．彼女は，彼の人格変化がはっきりしてくるとかかりつけ医にそのことを話し，私の神経科クリニックに紹介を受けた．

　カレンは単独で面接したとき，約5年前の50代半ばあたりからおかしな行動をとり始めたというディックの悲惨な話を詳しく語った．彼の冗談や子どもっぽいからかいは止めどもなくなった．無礼でうるさくて周囲にとっては不快な人になり，自分の10代の娘たちに向かって，「ブス」や「バカ」などと言うようになった．そのため，娘たちは彼のそばに近寄りたがらなくなった．ディックの冗談は下品で，頻繁に4文字の卑猥語を使った．彼の性欲は増し，カレンがそれをコントロールするために治療を望む

ほどであった．

　かつては清潔な身なりをしていたディックだが，衛生には無頓着になり，古く汚い服を着るようになった．言われなければシャワーを浴びることもなくなった．トイレまでたった5フィートほどのところにいるのにもかかわらず，彼はビールのグラスに放尿したこともあった．下品で人を傷つける発言のため彼の社会性は失われ，友人や人を喜ばせることに対して何の興味ももたなくなった．さらに，彼は自分の家の周りの仕事をすることもやめてしまった．家族が彼に頼むと，「お前達は俺の邪魔をしている」と言い，一人でいたがった．たまに何か雑用をすると，プロパンガスのバルブを閉め忘れてトレーラーハウスをガスで充満させたりするなどの危険な過ちを犯した．

　ディックに会ったとき，体重は過食のために300ポンドまで増えていた．視界に入れば自分の分だけでなく，他人がテーブルに残したものまで文字通り何でも食べた．30分後彼はまた食べ物を要求した．彼はドリトスやチョコレートのようなスナックに定期的に20ドル使い，一度に全部食べた．彼はソファの下に食べ物を隠し，それをとがめられるとそのことを否定した．彼のテーブルマナーは悪く，自分が最初に食べ物を皿に取り，他の誰よりも先に食べ始めた．その後，彼は居間にある自分のいすに座ったまま，夕食を運べと要求するようになった．そのうちディックは失禁するようになった．カレンには，彼がわざわざ立ち上がってトイレに行くのが煩わしいように思われた．

　一日中ディックはゲームをしたり，テレビを観たりして過ごした．彼は自分の観たテレビ番組のいくつかをそのまま真に受けた．たとえば彼は自分はテレビドラマの主人公である女優と結婚するのだと言い出し，彼女の出る番組はすべて観た．しかしその女優は彼の行動に我慢できないだろうと周りから言われると，彼はあっさりあきらめた．彼はしばしばただ座って，"ブルーンブルーン"と子どもが自動車で遊ぶときのように声を出していた．スーパーでの買い物のとき，彼はカートを猛スピードで押し，カートから缶詰を取り，妻に向かって受け取るよう放り投げた．彼は郵送されてくるすべてのコンテストや試供品の申込用紙に記入し送った．その結果カレンは本，雑誌，ビデオなどの分380ドルと健康器具800ドルの請

求書を受け取った．彼は実際のセックスにはもはや興味がなかったにもかかわらずテレホンポルノに電話した．カレンはディックを説得してやめさせようとしたが，彼は「おれは自分のやりたいようにやる！」と言い放った．

　診察に来る3週間前，ディックはハンマーを持って娘のボーイフレンドを追いかけ家の外へ追い出した．そして彼が何をしているのか問われると，"ただの冗談"でやっていると言った．娘たちは彼があまりに真剣だったためにハンマーを本当に使おうとしていたと受け取っていた．また，彼の長女が結婚するときに，彼女が誓いの言葉で，「はい，誓います」と述べていると，彼は数回「ノー」と叫んだ後笑った．花婿が彼女を愛し大切にすることを誓うと言ったとき，ディックは「彼はうそをついている．おれには彼がうそをついているのがわかる」と言った．彼は追いうちをかけるように，周囲の気を引くために彼の妻をつかんだうえ，殴りつけた．カレンは地面に沈んでいくような感じがした．招待客のうちの何人かは初めて彼の行動を目にしたのであったが，幸運にもほとんどの人は，そのときまでにディックの変化について聞いていたのでそれほど驚かなかった．

　家族歴がみられ，ディックの母は64歳で見かけ上"アルツハイマー病"の診断で亡くなったが，人格変化も伴っており，電気ショック療法を受けていた．彼女はたぶんFTD/ピック病と思われたが，剖検はなされていなかった．また，女兄弟は躁うつ病の診断で40代前半に亡くなった．ディックの兄弟の一人は心肥大で64歳で亡くなった．彼は一人暮らしをしていたが，奇妙な行動がみられ，どうも子どもに性的いたずらを行っていたようである．ディックの41歳の弟はまだ仕事をしていたが，何らかの精神科の治療を受けていた．その弟は市長に対して怒るようになり，市長の真新しい車を鍵でひっかいた後，それがとても愉快なことのように皆に言いふらした．その後彼は刑務所に入った．兄弟姉妹もFTD/ピック病であったかもしれないが，そのうちの二人は剖検されずに亡くなり，生きている一人については確認できなかった．

　検査したところ，ディックは大柄で病的に肥満であり，赤ら顔で，血色の悪いふくれた足とくるぶしをしており，抑制なしに搔いたことと循環の悪さのため悪化していた皮膚の発疹はすりむけて水分がにじんでいた．彼

の発疹を診察した後，彼は私たちに十分協力してくれたので，彼の記憶が驚くほど良いことがわかった．見当識は保たれ，最近のニュースについて語ることができ，その当時の新しいニュースについて非常に詳細に覚えていた．Mini-Mental State Examination(MMSE)[4] 得点はボーダーラインの 27/30 点であったが，詳しい神経心理学的評価は 1 年後まで拒否した．1 年後彼のカード分類検査およびトレイルメイキングテスト（"前頭葉の遂行機能"を測る検査）は正常範囲内であった．カレンは，病歴から推察されるとおり，FBI[5] の多くの項目がディックに当てはまることを認めた．単一フォトン断層撮影法(SPECT)[6] では右側に著明な，両側の側頭葉の取り込み低下を示した．

ディックはトラゾドンで治療され，幾分改善した．彼は以前ほど怒らなくなった．しかし，彼がおとなしくなればなるほど，自発的に動かなくなり，どこへも行きたがらず，あるいは何もしたがらなくなった．再検査のために彼に診察に来させることはできなかった．ディックは自宅で心臓発作で亡くなった．それは初診から 3 年後，発症から約 8 年後のことであった．死後の検査で，ピック・コンプレックスの診断が確定したが，組織学的には封入体は見つからなかった（これは少数のケースで起こると思われ，"明確な組織学的所見を欠く認知症"と名づけられた）．

偏食，強迫的な食嗜好，大食は FTD/ピック病の独特な行動である．これらの症候は必ず現れるとは限らず，特異的なものでもないが，もし中年の人がこのような形で食習慣を変え，さらに別の行動および人格変化を

4：MMSE は認知症をスクリーニングするために用いられる簡易認知スクリーニング検査である．通常のカットオフ得点は 26 点で，それ以上であれば軽度の認知障害(MCI)もしくは正常範囲と考えられる．FTD 患者はしばしば発症後数年経っても正常の MMSE を呈する．

5：われわれのセンターで開発された，行動を数量化できる一覧表(Kertesz, et al：1997)．27 点以上で FTD が疑われ，30 点以上で確定される．

6：単一フォトン断層撮影法(SPECT)はアイソトープを用いて脳血流を測定するもので，MRI(磁気共鳴画像)での構造的変化に加え，脳機能を反映する．画像はそれほど鮮明ではないが，一部の研究者によれば MRI よりも早期に変化がとらえられるとされる．PET スキャンのほうが解像度はよいが，高価であり，簡単には使用できない．

伴っている場合には，FTD/ピック病の診断のためにあらゆる警鐘を鳴らすべきである．私たちの経験では，これらの行動はしばしば一緒に出現するが，英国マンチェスターの Julie Snowden および共同研究者達はそれらは異なった患者群で現れうることを示唆している．すなわち，偏食は左側頭葉の萎縮のほうが多く，右側の萎縮では大食になることが多い(Snowden, Bathgate ら，2001)．事実ディックの神経画像はこの予測を確認するように思われる．

　暴食は通常その人が必要とする以上の量を見境なく食べることを意味する．もちろんそれには，われわれのほとんどがいろいろな場面で，心を奪われる大好きな食べ物をもう一杯余分に手に取ってしまうことも含まれるかもしれない．昔の人はそれを七つの大罪の一つ"暴食"と考えたが，悲しいかな，それは時代を超えて一般に行きわたってきた．聖書から古典芸術（例：スペインにあるプラド美術館のヒエロニムス・ボスの作品など），そして現代の映画の中に出てくる犯罪やコメディに至るまで，これらの重要な罪は繰り返し扱われてきたテーマなのである．暴食はダンテの「神曲」第二部，煉獄編における第六冠にあたる．なかでも神経精神医学者である Zoltan Janka は，七つの大罪の行動と脳内のセロトニンの異常との関係を学問的にレビューした．セロトニンは情動と行動を制御する重要な神経伝達物質である．セロトニンの異常はうつ，強迫性障害，攻撃性，および摂食障害と関連しており，脳のセロトニンを増加させる薬物療法(SSRI 型の抗うつ薬)がこれらの状態の治療に用いられる．

　医学におけるピックウィック症候群は肥満に合併する呼吸および睡眠障害のことである．ディケンズが彼の『ピックウィック・ペイパーズ』の中で有名にした"太った少年"は，その人生を安楽椅子に座ってしばしば居眠りをしながら過ごした．昼間眠気を催す肥満体の人はしばしば夜間ひどいいびきをかき，睡眠時無呼吸[7]と呼ばれる断続的な呼吸停止を起こしている．これは脳への酸素供給不足を引き起こすと考えられ，それが認知障害のもう一つの原因となりうる．その認知障害のほとんどは短期記憶障害と注意

7：長い呼吸停止(10 秒以上)で，むしろうるさいいびきのためしばしば起こされるパートナーにとって，ぎょっとさせられる病態である．

障害であり，FTD/ピック病における行動および言語の障害とは異なる．ディックは病的肥満であり，彼の後半の人生のほとんどを安楽椅子で過ごしたが，彼の行動は前頭側頭葉変性症に関連するものであり，睡眠時無呼吸に帰せられるものではなかった．

　FTD患者の介護者はしばしば過食または偏食のみならず，早食いとテーブルマナーの喪失に気づく．彼らは誰よりも先に食べ物に手を伸ばし，すべての食べ物がなくなるまで過剰に食べ続ける．過食を伴いながらも，空腹感の訴えが明らかに増加するわけではないので，過食は生理的というよりは強迫的なもののように思われる．食事が何も用意されていないときは，患者は食べることをすべて忘れているかのようだ．他の人は食事の時間ではないかと時計を見るが，ある患者はお気に入りのレストランに行くのが待ちきれなくて，時計を進めてしまうかもしれない．

　暴食としばしば合併するのが急いで食べること，がつがつ食べること，飲み込まずに口に食べ物をため込むこと，そして食器の代わりに手で食べることである．われわれの研究室の心理学者であるCecile Marczinskiは次のようなエピソードを詳しく話した．神経心理学的検査のために訪れた患者は，棚の上にあったランチの包みが気になって注意が散漫になった．いかにも食べたそうな表情でリンゴソースの包みを見て，彼は「私はこの検査を続けられません．空腹で頭が痛いのです」と言った．彼がスナックを与えられると，その食べ方の速さは印象的であり，まるで早送りの映画を見ているようであった．すなわち，息つく間もなく，まるで何日も食べていなかったかのように性急にがつがつと食べていたのである．

　食べ物をのどに詰まらせることによる窒息は病気が進行してから起こる傾向があり，早食いや口に食べ物をため込むことに関係することもあるが，結局は嚥下機序を支配する神経のコントロールの崩壊によるものであり，終末期にはよく起こる．嚥下筋群の麻痺はないので，嚥下に対する前頭葉のコントロールの喪失がかかわっていると思われる．運動ニューロン疾患（motor neuron disease；MND）が合併する症例では嚥下障害はより病気の初期に起こる．平均罹病期間は発症から8～10年であるのに対し，咽頭の筋群が障害されるにつれ，罹病期間は2～3年と短いものとなる．

　暴食および甘い物への渇望はしばしば体重増加につながるが，FTDで

は必ずしも空腹が増したことによるものではないので，食事回数を減らしたり，量を少なくすることによってコントロールすることができる．このような患者はさほど空腹なわけではないかもしれないのに，いったん食べ物が目の前に出てくると強迫的に食べ始める．食事における社会的なマナーの崩壊は問題を起こしやすく，周囲を困惑させ，しばしばレストランや社会的な集まりから追い出される．強迫的な消費は甘いドリンクからアルコールまで広がりうるが，もしこれを文脈から切り離してみるとすると，アルコール中毒という誤った診断がなされうる．これらの行動の一部は，口運び傾向というよりは以下に定義され論じられるように，社会的行為の全般的喪失もしくは脱抑制というくくりのもとで考えられるかもしれないし，そのどちらにもあてはまる例である．私の診療業務の中で介護者から得られた以下の引用は，暴食について述べられているものである．

……着席し自分の皿に食べ物を載せ，他の誰よりも先に食べ始める……しかも食べる速度は速く……もし許されればアルコールを過剰に飲み，通常は全部食べることを好む……自分の皿により多くの食べ物を載せ，普通よりもたくさん食べる……他の人の食べ物まで取る……口の中に全部入れる……過食をし始め，常に空腹であるように見える……シマリスのように口の中に食べ物をとどめておくため，飲み込むように言って思い出させる必要がある……食事をがつがつ食べる……食べ物を急いで食べる……一度にチョコレートバーを5本も食べる……自分の食べものがなくなると他の人の皿から食べ物を取って食べる……非常に速く食べる……大量の食べ物を消費する……ひっきりなしに食べ物に手を伸ばし，視界にあるすべての飲み物を飲む……口の中に食べ物をたくさん入れすぎてよだれを垂らす……冷蔵庫の中にあったチョコレートケーキを全部食べる……すべて食べ尽くし，食べるのを止めるときを知らない……過度の食欲がある……のどを詰まらせるまで口の中に食べ物を詰め込む……目の前にあるすべてのものを過剰に食べ，飲めるだけのワインを飲む……強迫的な食べ方……飢えているかのように過剰に食べる……他の人よりもはるかに早く食事を終える……実際に食べ物を吸い込むようにがつがつ食べる……非常に速く食べ，一度にほとんど2食分食べる……口の中に食べ物をつっこむ……た

くさん食べた直後にスナックを食べる……何でも口に入れる……他の人の食べ物をつまむ……誰にでも何にでもかみつく……有害なものを口の中に入れる……口の中に自分の指を何度も入れる……飲み込まずに頬に食べ物を詰め込む．

　口運び傾向というレッテルのもとに大食，偏食，そして後期に口の中にあらゆる種類のものを見境なく入れてしまう行動とが結びつけられた．1930年代半ばにシカゴで，生理学者のハインリヒ・クリューヴァー(Heinrich Klüver)と神経外科医のポール・ビューシー(Paul Bucy)がてんかん治療のための側頭葉切除の影響を観察するために，サルで一連の外科的実験を行った．現在有名なこれらの実験では動物に特徴的な行動を引き起こし，ヒトにおける同様の症候はクリューヴァー・ビューシー症候群(Klüver-Bucy syndrome)と称される．両側頭葉を切除された後，回復した動物は身体的には障害はなかったが，活動性や性欲，口運び傾向が亢進した行動を表した．それらの動物はすべてのものを探索し，檻の中におかれた蛇さえも含む物をなで，さらにはそうした物を口にさえ入れた．ヒトを含むすべての霊長類，サル，類人猿は爬虫類に恐怖を抱くため，こうした行動は外科的手術の前には決して起こるはずがなかった．

　こうした行動はクリューヴァーとビューシーによって"口運び傾向"と呼ばれ，いくつかの解釈がなされた．一つは，視覚性失認と呼ばれ，物を認知できないことに焦点が当てられた．これは失明や知覚の障害ではなく，物の特性や意味の認知の喪失である．Agnosia（失認—知らない，または認識できないということを表すギリシア語）についてはFTD/ピック病における意味性障害もしくは意味の喪失という別の文脈であとで議論する．FTD/ピック病の後期には口運び傾向は見境ないものとなり，食べられないものにまで広がる．たまにすべての行動の中で最も不可解な食糞が生じ，これはおそらく実物が何であるのか認知できないことに関連しているだろう．幸運にもこれはまれであり，後期に施設に入所している患者に生じる．別の見方は，口運び傾向を，環境を口唇で探索する乳児の状態への退行として解釈した．ヒトにおけるクリューヴァー・ビューシー症候群のような口運び傾向はまた，ヒトが環境の中ですべての物を探索するとき過剰に物

を触ったり操作したりすることとも関連している．次章の患者は，こうした行動の例である．

episode 3
使い始めたら離さない
使用行為
utilization behaviour

　次に紹介する話題は，文学好きの介護者がみずからタイプライターで打ち込んだ詳細な記録に基づいており，FTD/Pick病の行動学的症状の記載に趣きを添えるユニークな内容となっている．章題には，道具に対して強迫的に接触・使用してしまう症状「使用行為」を取り上げた．「使用行為」はFTD/Pick病に高い頻度でみられる症状である．本章で紹介する患者はほかにも多くの症状を呈していたが，家中の箱や容器を使い始める頻度やその様子は特に目立つものだった．彼の「使用行為」は度を超えていたものの，FTD/Pick病にみられる多面的な症候のうち一つの側面でしかない．以下に紹介するのはある夫婦の結婚の話で，どういうわけかつまずいた新生活の話であり，そして思いもよらない苦労に耐え，立ち向かった新妻の話でもある．

　キースは独身の農場主で，機械工だった．彼の作業場と工具のコレクションは大きな修理工場にもひけをとらないものだった．彼はデビーと出会い，お互いに惹かれあった．デビーは障害のある息子をもつシングルマザーだが，不思議なことに，彼女はキースと出会う何年も前，占い師に「あなたはのちの人生で，もうひとり子どもをもつことになる」と予言されていた．43歳のキースと結婚して約1年後，彼は奇妙な行動をとり始めた．デビーはまず彼の意欲のなさに驚いた．事業をやり遂げることができず，家畜は売ってしまい，機械修理の仕事も減らしてしまった．農場にも興味を失い，人に貸してしまった．彼の無関心は生活のあらゆる面に及び，友人とのつ

きあいもなくなり，そのうち何も決断しなくなった．

　問題は2人がフロリダに行ったときに本格化した．キースは旅行に出る前に資本を換金したが，それはよい判断ではなかった．なぜなら現金はそれほど必要なかったからである．彼は車を借りる手続きをひどく不安がり，動揺し，車を返して空港に1週間滞在することを望んだ．彼の頭の中はお金がなくなるという心配でいっぱいになっていて，デビーが水泳やボートに誘ってもまったくつきあおうとしなかった．しかし，バハマ行きのカジノ船一日クルージングには参加した．航海中，キースは船員に繰り返しバハマは何時かと尋ねた．夕食の場では，必ず目玉焼きのサンドイッチを注文した．バナナとアップルパイも決まって注文した．また，同じものでも構わずフロリダの地図を買い続けたが，それを広げて眺めることはなかった．デビーに運転させるのを嫌がることがあり，そのときは彼女がナビに廻り，キースが運転した．レンタカーを返す日，車体には黄色く擦った跡ができていたが，彼は元々あったものだと言い張った．家に帰ると，キースは荷物を取りに飛行機に戻ると言い出した．荷物は預けてあり，手荷物受取所で受け取るはずだったのだが，彼はそうしなかった．タクシーに乗った後で，彼は35セントしかかからなかったと主張し，デビーが35ドルのことよね，と言っても，運転手は35セントしかとらなかったと頑なに主張した．彼の小さな嘘や頑固さ，理屈っぽさは，デビーの知っていたキースの性格とは明らかに異なっていた．

　その後，デビーはキースの衛生状態の悪化にも気づいた．声をかけなければシャワーを浴びないし，汚れた服をクローゼットに戻さないよう注意が必要になった．彼はジャケットの下からTシャツをだらりと出して着ていた．もっとも，もともと農場ではたいした服を着ていなかったので，デビーは当初そのことを気にしていなかったが．さらに彼は「決める」ことができず，何をするにも許可を求めるようになった．「いまから風呂に入ってもいいかな．それとも後のほうがいいかな」．また，今日が何日か質問し続け，似たような質問を何度も何度も繰り返した．彼は機械修理の資格を持っていたが，車が壊れても，ヒーターが動かなくなっても，排気筒に穴があいて車の中がガスだらけになっても，何もできなかった．彼は浴室にヒーターを取りつけられなかったが，電気工を呼ぶのを拒否した．

家族が集まっても，キースは引きこもり，会話には参加せず頑なにアルバムや本を眺めていた．そしてかつては優しく気にかけていたデビーの息子とも話そうとしなかった．彼は100ピースを超える大きなパズルをやり始めた．本を読んでいてもページをめくってはいたが内容を読み続けることはできなかったし，テレビを観ていても番組を最後まで観ることはできなかった．デビーがそうさせれば，一日中ソファに横たわっていただろう．キースは電話に出たり来客に応対したりもせず，隣人が来ても誰かわからなかった．彼は古くなった納屋や変わった形の郵便受けなど，デビーがなんとも思わないものを面白がり，「次はここに住もうか」などとジョークを言ったりもした．歯医者の予約を入れたり，医師の診察を受けるのは嫌がった．そのうちかかりつけ医が彼を診察しアルツハイマー病の診断を下したが，画像検査で前頭側頭葉の萎縮がみつかり，彼は神経学的評価を受けることになった．

　私のクリニックにやってきたキースは，指鉄砲をつくって舌を鳴らし，撃つまねをしたりして子どものように振る舞っていた．彼は眉を上げてふざけたように笑ったり，場違いで不適切な，ばかばかしい笑い方をした．待合室では服のジッパーを何度も上げ下げしていた．見当識は保たれていたが，記憶検査の項目にはほとんど注意がいっておらず，話を何も覚えず，何も思い出すことができなかった．カード分類やトレイルメイキング，あるカテゴリの単語を挙げるなど，注意を要する複雑な遂行機能課題では成績が悪かった．課題をやめたくなると，彼はカードを取り上げて他の検査道具と一緒にぐちゃぐちゃと混ぜてしまった．彼は自発的には何も喋らないが，質問されるときちんと文章で話した．前頭葉性行動質問紙（Frontal Behavioral Inventory；FBI）での彼の得点は40点で，FTDのカットオフ点（30点以上で異常あり）を十分に上回っていた．また，MRI検査では両側の前頭側頭葉に萎縮が認められた．

　1年後にキースと会ったとき，デビーはさらに詳しく彼の問題を教えてくれた．彼はじっとしていることができず，外出したりドライブに行きたがったりしたが，すでに彼の免許は無効になっていたため，彼女が1日に100マイル以上も車で連れてまわる羽目になった．キースは商店街をぶらつくのが大好きで，目に映る品々の虜になっていた．だが休みなく店

を廻り歩いても，何も買うことはなかった．彼は，いつ迎えに来るか妻に何度も尋ね，車はできるだけ商店街の入り口に近いところに止めるよう言った．彼は時計を執拗に見て，時刻を合わせるために誰彼なく時間を尋ねた．レストランに入ればまるでコメディのような騒音を立て，食事を始める前に食べ物を全部混ぜて，その上に飲み物を注いでしまった．また，甘党になり，ランチのサンドイッチを食べる前にクッキーを何枚か食べたり，オートミール・レーズンクッキーやドーナツを食べるためにドーナツショップに入り浸るようになった．キースは行列に並んで待つのが好きではなく，割り込みをした．そうすると誰かに注意されるので，デビーが謝らなくてはならなかった．だがそれでも，その店に1日に3,4回は行きたがった．彼は手洗いに何度も行くようになったが，デビーには本当に行きたいから行っているのか，それとも新しい癖なのかはわからなかった．彼はバナナが好きで1日に5,6本は食べ，食べ物は口に詰め込めるだけ詰め込んだ．

　ナイトテーブルや食器棚にはクッキーの袋や炭酸飲料，ジュースなどを溜め込むのがキースの新たな習慣になった．歯磨き粉や電球などは，デビーが必要ないといっても繰り返し過剰に買ってきた．デビーがこうした行動についてキースと話し合おうとしても，何か問題があると認めようとはしなかった．それから彼は粘着質になり，彼女に依存して離れなくなった．彼女がいないと不安になり，動揺し，そわそわした．そのため彼女は彼をデイケアに連れて行くのをやめた．彼はさらに子どもっぽくなり，できないことをやるように言われるとかんしゃくを起こした．パトカーや空飛ぶ鳥，音楽の出ているスピーカーや散らかった瓶や棚など，何にでも指鉄砲を放った．周囲の目も気にせず，デパートの音楽で踊ったりもした．店に置かれた雑誌をぱらぱらめくり，あらゆる写真を面白がった．別に面白くないものを見て笑ったりもしていた．"Texas"という単語を熱心に繰り返して，笑ったりしていた．"Texas"は，デビーが質問したときに彼がよく言う言葉だった．

　キースは車の窓やトランクをやたらと気にし，銀食器の棚を整理し直して，スプーンの配置が変わっていたりするとひどく文句を言った．洗濯物をたたんだり整理したりするのも好きだった．店にある品物をよく触り，

興味をもったものはかがみこんで，近くでよく見るのが習慣だった．ある店に行ったときには，棚にある商品を並べ替え，ショッピングカートを整列した．彼は食品にも触ってしまうため，デビーは彼を食料品店の外にとどめておかなければならなかった．銀行では客がいようがいまいが，窓口に置いてあるパンフレットを整理した．キースはよく財布を出してお金を指で数えた．また，缶やゴミ箱の中に灰を捨て続けたが，中身を空にすることはなかった．最も困る"使用"行為は，ゴム長靴や箱など，見つけた容器に排尿してしまうことだった．デビーはこれをやめさせるため，彼が使いそうなものをすべて片づけたが，床のヒート・レジスターに，あるいは庭で排尿をしてしまった．その場を見られても，彼は子どもっぽく否定した．道や商店街ではこの行動はみられなかったので，デビーはほっとした．

　キースに神経心理学的な検査を行うのは，私にとってたいへんフラストレーションの溜まる経験だった．というのは，彼が衝動的にいい加減な答えを言ったり，何度も同じことを言う保続的な返答をしたためだ．たとえば，年を聞かれたのに"24日"と日付を答えたりした．言語機能は基本的に保たれていたが，何かを読んだり要求に応えるようなことはなかった．前頭葉機能検査(frontal assessment battery：FAB)では低得点だった[8]．彼は類似性の検査で回答することができず，2つの対象の類似性を尋ねられても"すばらしい(excellent)"と答え続けた．ルリア[9]の"拳−刀−掌"テストでは，検査者の模倣も不良で，手の方向を交互に変えることができなかった．彼の認知機能障害の多くは衝動性と保続，モチベーションの欠如と関連していた．

　怒りっぽさや強迫的行為，徘徊などの行動上の問題をコントロールするため，トラゾドンの服薬が開始された．しかし残念ながら，彼はその薬で発疹を生じてしまった．他のセロトニン系の薬やコリンエステラーゼ阻害薬はアルツハイマー病では有用だが，彼には役に立たなそうだった．その頃から排泄の問題が生じ，最近では排泄物自体も認識できていない様子で，

8：デュボワ Dubois らの指導でフランスと米国が共同開発した，遂行機能に関する簡易で実用的な検査．
9：ルリアは，脳損傷例における前頭葉機能に関する分析的かつ実用的な評価法で有名なロシア人の神経心理学者である．

指についたものを舐めてしまったりする．物の名前はほとんど言えず，何をするものなのかもわからない．しかし衣服は自分で着ることができ，オープンカーとトラックを4択の中から選ぶことができ，キリンの絵には農場ではなくアフリカを対に選ぶことができる．反響言語がみられる（他人が言った文章を繰り返す）が，彼の発話は残存している単語に限られている（"……ジョージタウンとブランプトンの間に行ったときにしたんだ……"）．病院でのフォローアップの多くの時間は妻のカウンセリングに費やされた．彼女はこの子どもっぽくて，頑固で，社会的にも個人としても変わり果てた夫の世話を必死の思いでし続けている．「次はどうなるの？」と問いかけながら．彼女はこれまで驚くほどうまく状況に対応してきたが，夜中でも夫の世話が必要になったため徐々に睡眠を削られてきている．

　強迫的な常同行動，時計を見る，保続，休みなく歩き続ける，ものに触るなどの行動はしばしば重複していて，他の性格的な変化と同時に起こることが多い．なんにでも触ってしまう症状が店やレストランで問題になって外出が困難になり，最終的には不可能になってしまう．これが後に貯蔵癖や万引きなどと合わさった場合にはなおさらである．
　患者が部屋を歩き回ったり，ものを勝手に吟味したり使ったりする現象は，さまざまなタイプの前頭葉病変例を扱う臨床家や研究者の注目を浴びてきた．キースの場合，この現象はスーパーで棚を整理し直したり，あらゆる容器に排尿するなどの不快で困った形となって現れた．こうした行動は，患者があたかも環境の探索に頼って生きているかのように振る舞うことから"環境依存"と総称されている．乳児や歩き始めの幼児が初めての場所を手探りで知ろうとする行動や，クリューヴァーとビューシーが検討したサルがあらゆるものを触って口に運ぶ行動にも似ている．またもちろん，この行動はすでに述べた口運び傾向と重複する．
　フランスの神経学者であるフランソワ・レルミットは前頭葉損傷患者を検査し，"使用行為"という用語を用いた．彼は道具や筆記具を患者の前に置き，何も指示しない状態で患者がそれを使用するかどうかをテストした（健常者は通常は使用しない）．この現象は，より重症例にみられる自発的，持続的に物を触ったり握ったりしてしまう症状よりもとらえにくい．

FTD/Pick 病がより進むと強制把握反射が生じ，つかんだものを離すことが難しくなり，手をこじ開けないといけない場合もある．キースのさまざまな容器に対する排尿行動は，社会的な脱抑制と一体化した，最も極端で複雑な使用行為なのかもしれない．episode 2 で述べたディックには軽い使用行動がみられた(トイレに行かず，ビールのグラスに排尿してしまう)．

使用行為や環境依存に関する記載の多くは，前頭葉の頭部外傷や脳腫瘍，あるいは脳炎や脳卒中の後の症例のものである．しかし，それらの発症のほとんどは劇的で突然であるため(腫瘍は緩徐に成長し，潜行性であるため除くが)，専門家であれば区別は難しくない．神経画像的診断(MRIが望ましい)は行動変化の原因となる前頭側頭葉の萎縮を確認するのに有用なだけでなく，緩徐に成長する脳腫瘍や炎症を検出するのにも役に立つ．

FTD/Pick 病にみられる強迫的な接触行動や使用行為のその他の例は以下のようなものである．

何にでも手を伸ばして触る……指をいつもつまんでいる……人の手を握っているのが好き……食器でテーブルをこする……ものを持っていじくる……目の前のものを何でも使おうとする……許されると店のものを何でも持っていこうとする……ナイフやフォークをいつもがちゃがちゃ鳴らしている……いつも何かを触っている……何かを拾って"うーむ"と言っている……手の届くところにあるものをつまんでしまう……子どもの頭をぽんぽん叩く……すべての食べ物を手にとって匂いをかぐ……見えたものをすべて触る……スプーンとフォークを取って，炭酸飲料の缶を取ったり置いたりする……服やボタンで遊びだす……いつも何かを触っている……ダンボールをちぎったり，何でも手でなでたり，蛇口を開けたり閉めたり，物をこすったり……ぼんやりとものを触っている……財布で遊んでいる……標識やラベルを読んでいる……いつもそわそわして，何とはなしにものをいじっている……繰り返しものを触っている……強迫的にものを手に取る……財布を出してはお金で遊んだり，紙幣を数えたり……手の平で叩いて……爪でつまんで……同僚に近づいて触ったり，他人の持っているものをわしづかみにしたり……コーデュロイみたいなものの表面に触るのが好きで，プラスチック容器の表面を引っかいたりする……空っぽのお皿の中で

フォークを何度も何度も回している……

　キースは常同行動とも呼ばれる強迫的行動を非常に数多く呈しており，それらは使用行為とも重複していた．その一部に関しては，episode 14 で強迫性行動障害との比較から詳しく述べる．しかし，デビーが夫の病気を丁寧に書きとめた長い長い記録によると，最も初期の変化はアパシーと無関心であったことがわかる．アパシーと無関心は FTD に特有の症状ではなく，よく誤診される抑うつやアルツハイマー病の症状である．しかし，FTD のアパシーは抑うつでみられるような悲哀感や自己無価値感，自殺念慮などを伴わずに現れる．キースがそうであったように，遅かれ早かれ，休みない徘徊のような強迫行動や脱抑制が現れ，アパシーが抑うつでなく FTD と関連していたことが確認できる．興味深いことに，クリューヴァー・ビューシー症候群にはアパシーや平穏化，従順さが含まれ，逆説的なようだが，サルの実験やキースの例でみられたような過度の探索行動と関連づけられている．アパシー，自発性の低下，解放，無関心とその生物学的・生化学的関連については解説編「歴史上・生物学上から見た FTD/ピック・コンプレックス」で述べる．

episode 4
失われた言葉
原発性進行性失語
primary progressive aphasia

　ここで紹介するビルの話は，この本の他の話とかなり異なっていることから，ビルのような病態はしばらくの間独立した病気と考えられていた．アーノルド・ピックは，言語喪失を行動障害と明確に関連づけて記載しているが，比較的独立してその病態が出現した場合には，しばしば脳血管障害や情動障害に間違われたり，新たな病気として記載されたりすることもある．この病態は，最初は原発性進行性失語（primary progressive aphasia；PPA）と呼ばれたが，後に原発性非流暢性失語（progressive non-fluent aphasia；PNFA）と名前が改められた．このような患者を長年注意深く観察したことで，言語障害と，FTD/ピック病でみられる多様な行動障害や運動障害との関連が明らかにされてきたのである．どのような場合にも言葉はある程度損なわれるのだが，行動障害が現れた後の疾病末期に，言語を喪失することもある．言語喪失で発症する症例（原発性ということ）と比べて，このような場合には，さほど注意が払われないだろう．この病態にはいくつかのサブタイプがあるが，最も一般的で，最も特徴的なものは以下のようなものである．

　言葉を思い出しにくくなったり，単語を混同したり，吃るようになったのにビルが気づいたのは，オンタリオ州サーニアにある化学工場地帯の専門技術者の職を64歳で辞したときであった．家族の話では，彼の発話は徐々に悪化して混乱が生じるようになり，時には理解するのも難しかったという．書字も障害されており，特に文字の構成が困難だったが，これは，

右手の筋力低下によるものと考えられた．ビルは，約2年の間，介護の対象になることがなかった．これは主に，彼の症状が軽度で状態が良好だったためである．最初，ビルは脳血管障害と診断され，アスピリンを処方された．彼は車の運転や庭の手入れ，銀行取引や帳簿の記載を続けており，記憶はまだ良好で，約束事や最近の出来事を思い出すことができたが，日記には時折文法的な誤りがみられた．症状が進行し続けるために，精査を勧められた．

発症から4年が経過した68歳のときに，神経学的検査で両手に軽度の振戦が認められ，それは左手よりも右手で強かったが，これ以外は身体的にも精神的にも正常にみえた．見当識には問題なく，快活で協力的だった．しかし，発話はかなり障害されていて，話し始めが滞って音節を言い淀み，繰り返しが多く，しばしば語音が歪んだ．喚語困難は極めて重度で，不完全な文や単語レベルの発語となった．発話は著しく途切れ途切れとなり，個々の単語が分割され強調されるために，発話の滑らかさや文の音楽的な流れが障害されていた．指示理解は複雑なものでなければ良好だった．物品呼称にはわずかな問題がみられるだけだった．口笛や舌打ちはできず，敬礼動作や金槌の使い方を身振りで示すこともできなかった．彼には専門用語で言えば重度の口舌顔面失行と肢節運動失行が認められたのである[10]．

ビルの息子は，尊敬の念や愛情をこめて，また時には極めて痛切に，父親の病状が悪化するのを様々な点から記録した．「父の語彙はさらに少なくなって，ほとんど話をしようとしなくなりました．でも，まだ色々なものを読んでいて，その内容を理解しているように思えたのです．車の運転や庭仕事を続け，家族に金銭面のアドバイスもしていました．音楽を聴く耳も持っているようで，ハミングで応答したり，演奏に合わせて歌おうとしたりしました．70歳のときに，父は自分から車の運転をやめましたが，社会的なつきあいは盛んで，定期的に友人と出かけていました」．ビルの語彙は，1年後には，肯定の「ウン，ウン」か否定の「ウウン，ウウン」だけ

10：失行というのは，運動麻痺や運動失調を伴わず，複雑な動作の拙劣・障害または道具使用障害を呈する病型．

になっていた．理解する力も乏しくなっており，口頭指示に応じるのに多少の困難が認められた．まだ自宅での生活を続けていて，散歩をし，家族と仲良く過ごしてはいたが，自分で自分の身の回りのことをするのがかなり難しくなっていて，妻が世話をやいていた．この時点で，彼は金銭的な事がらに関する興味を失いつつあった．

発症から8年目の2回目の神経学的検査では，ビルは緘黙になっており，重度の失行が認められた．敏速な振戦がみられ，右手はこわばって動かすことができず，身体の向きを変えたり姿勢を変えたりするのも難しかった（この運動障害に関するより詳しい記載はepisode 6を参照のこと．大脳皮質基底核変性症ともいわれる）．時には指差しで意思疎通を図ることもあったが，つじつまは合わなかった．彼は書字も描画もできなくなった．物の名前を言うこともできず，使い方を示すよう手渡された物品は口に入れてしまった．この口運び傾向はクリューヴァー・ビューシーの実験で顕著にみられた口運び傾向である．前章で論じた使用行為もいくらか認められた．

発症から9年たったときには，彼は尿失禁をし，さらに1年後には大便も失禁するようになり，病状は悪化の一途をたどった．筋強剛と奇妙な運動の拙劣さのために，彼の両足をバスタブに入れることは困難になった．それにもかかわらず，ビルはまだ知人を認識しており，以前と変わりなく思いやりがあって妻に愛情を示し，買い物や音楽に興味を示して喜び，親しんだ曲には積極的に反応して，在郷軍人会ホールでのダンスにも出かけようとした．彼はフロリダにも遊びに行くことができた．彼の症状悪化にもかかわらず，愛すべき彼の家族は，単なる介護の域を超えて細やかに彼の面倒をみていた．

最後の診察はビルが73歳のときだった．彼はまだ声の調子をいくらか強め，気持ちをこめて「ウン，ウン」と言っていたが，ハイとイイエで答える質問に応じることはおぼつかなくなっていた．それでも，個人的な質問に対する「ウン」という肯定的な答えには，否定よりも感情がこもっていた．正式な検査成績はすべてが最低点で，重度の全般的な失語を示していた．非言語的な刺激の選択やパズルの組み立てもできなかった．右手は非常に固くみえ，置かれた位置から動くことはなかった．その手を体の前に持ち上げるとロボットのように指を開いたが，それを使うことはできず，右手

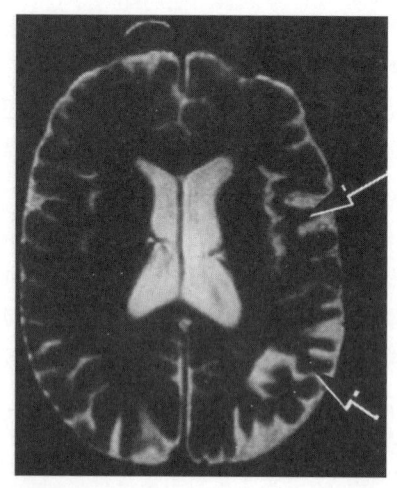

図2 MRI
左中心領域と頭頂葉に萎縮がみられる(矢印).黒い部分が脳,白い部分は液体である.上が前.右側が左脳.失語と失行を呈した.

はまるで彼に属していない"他人の手"[11]のようであった.
　発症から10年後,彼はしばしば転ぶようになったために,介護施設に入所した.まだ彼は自分の部屋を覚えることができ,助けを借りながら自分の部屋に入れることから,部屋の場所がよくわかっていることが明らかだった.彼はほとんどの時間を高齢者用の椅子に座ったままで過ごしたが,腰が曲がっていたので上を見上げることはできなかった.ビルが亡くなったのは,発症から11年後だった.剖検で,ピック小体(神経細胞内にある嗜銀球)を伴うピック病であることが判明した.MRI(**図2**)では,言語や行為(ジェスチャー,熟練動作)を司る左中心領域や頭頂葉領域の病変が認められた.

11:他人の手徴候というのは,ピックコンプレックスの中の一疾患である大脳皮質基底核変性症の一徴候(episode 7 を参照のこと).

ボレロを作曲した著名な作曲家ラヴェルは，60代初めに原発性進行性失語を発症した．しかし，診断は不明であった．彼は，言語同様，容赦なく奪われた音楽表現力を取り戻そうとする無謀な開頭手術の結果，未成熟のまま亡くなったのである．長い間，（ビルのように）彼には理解する能力があり，音楽的感性も残されていた．頭の中にはたくさんの音が詰まっているにもかかわらず，それを演奏することも書き下ろすこともできないと，彼はひどく嘆いていた．フランスの神経学者アラジュアニンが，「失語の芸術面での発現」という学術論文にラヴェルの病のことを著しており，「ラヴェルの脳」と題された近年のドキュメンタリー番組には，当時の映像や友人たちによる死後の回想も盛り込まれている．このアバンギャルドな「オペラ」的ドキュメンタリー番組の中では，オペラ歌手が執刀医のビンセント・クロヴィス役を演じ，ラヴェルの死までのできごとをドラマチックに歌っている（筆者の見解では，この手術は極めて馬鹿馬鹿しいできが悪いもので，おそらくは無益な手術と実験的な試みがないまぜになったものだったのだろう．ラヴェルは手術の数週間後に死亡した）．アラジュアニンの著作では，言語能力と音楽能力の喪失の並列的な性質に焦点が当てられており，ピック病そのものには何の言及もないが，これは剖検が行われなかったという事情にもよるものだろう．このため，彼の病気が本当のところどのようなものだったかという肝心な点は推測の域を出ないままだが，左半球一側性の萎縮がみられる気脳造影画像[12]を含む病気の進行過程の当時の記録は，原発性進行性失語と診断しうるものである．

進行性失語，あるいは言語の喪失は，FTD／ピック病の主要徴候の一つである．失語が初発症状である場合に「原発性」という形容詞が用いられ，FTD／ピック病の30〜40％を占めている．原発性進行性失語では，ビルの場合のように，数年の間は失語以外の認知障害や性格変化が認められない．最初，失語は軽度で喚語困難が生じるぐらいである．吃ったり，口ごもるような発語特徴がみられる場合には，アフェミアや発語失行という用語が用いられるだろう．ビルは，ブローカ失語に類似した非流暢性失語になり，

---

[12]：脳室内に空気を注入する方法で，痛みを伴う．幸いなことに，CTやMRIの出現で現在は使用されなくなった．

さらに，非言語的な認知機能がかなり保たれている緘黙となった．

　フランスの外科医にして人類学者のポール・ブローカは，パリの人類学会で，言葉を話すことが人類の進化に果たした特別な役割や言葉を話すというヒトの脳の特異性が熱心に議論されている時代に，言葉を失った患者を担当していた．この特異な患者は，パリのサルペトリエール病院で"タンタン"として知られていた．というのは，彼は「タン……タン……」のように，同じ音節を何回も繰り返すことしかできなかったからである．ブローカは，言語が左半球に偏在しているという自説を支持する症例として，1861年に人類学会で"タンタン"の脳の解剖学的な所見を提示し，言語の局在に関する広範囲な研究に乗り出した．以来，努力性の発話，語音の歪み，失文法あるいは電文体(わずかな実質語だけの文)といった発話特徴と良好な聴理解がみられる症例は，ブローカ失語と呼ばれている．ビルのようなPPA症例の大多数が，病期のどこかでブローカ失語によく似た症状を示すが，多くは喚語困難が悪化していって，口数が少なくなっていき，発話の流暢性が失われて，緘黙の状態に至るのだ．

　ビルの右手の振戦や筋強剛が発症早期からみられたことは，大脳皮質基底核変性症(corticobasal degeneration syndrome；CBD)を示唆するもので，FTD/ピックコンプレックスの運動障害である(episode 7を参照)．前頭葉症状，口運び傾向，重度の失行と他人の手徴候は，病期の後のほうで出現した．彼はまた，しばしば，この病気の最終段階で，筋強剛，垂直性注視麻痺を引き起こす進行性核上性麻痺も併せ持っていた(episode 8を参照)．病期の比較的早い段階から中期にかけてはCBD症状，末期にはPSPと，両方の症状がビルにはみられたが，病理では古典的なピック病を示した．一般の人は混乱するだろうが，このような臨床診断の変化に最初に出会った多くの内科医も同様に混乱することを知れば，多少の慰めになるかもしれない．このような患者の経験や病気の経過を追う機会を十分得られない内科医にとって，異なる症候群に思われる病状の理解には困難が伴う．

　PPAは，CBDおよび異常なタウ蛋白が目立つ組織所見と，より密接な関連があるようだ．一方で，意味性失語あるいは認知症(episode 5・6を参照)は行動学的な特徴に多様性があり，病理でもタウ蛋白は認められない．し

かし，現在の知見では，これらを異なる疾病とするには症候学的な重複があまりにも多い(病気におけるタウ蛋白の役割の説明に関しては解説編「診断と遺伝相談」を参照)．学ばなければならないことはたくさんあるが，もし議論に「熱くなる」のがお好みならば，現時点で最も生産的な領域は障害された蛋白に関する分子生物学の領域である．

　PPA にはいくつかの種類があることが報告されている．しかし，この多様性のいくつかのものは，おそらくは患者の検査時期によるものであり，病気の種類による違いはそれよりも少ないだろう．たとえば，病気の初期段階でビルにみられたのは，喚語困難や「失名辞」だけである．やがて，語音を繰り返す「アフェミア」，その後に「非流暢性失語」(これは，しばしば違う内容で考えられている)の特徴をもつ発話の喪失となり，最後に緘黙となった．多くの FTD/PPA 患者がこのような過程を経るため，流暢–非流暢の区別は恣意的で定義し難い．吃らない患者もいるし，口舌顔面失行がみられる患者もいる．それでも発話は次第に乏しくなっていく(ロゴペニア)．病初期に理解が失われる意味性認知症(episode 5・6 を参照)と対照的に，理解は比較的長い間正常に保たれる．これらの病気の臨床症状は異なり，異なる病名で呼ばれるものの，われわれの多くはそれらが同じ病気だと信じている．違いは単に，最初にそして最も障害を受けるのがより前方の言語野(PPA または非流暢性進行性失語・アフェミア)かより後方の言語野(意味性失語または認知症)であるかということに過ぎない．

episode 5

"ステーキ"って何ですか？

意味性認知症
semantic dementia

　記憶はいくつかの方法で分類されてきた．それは，短期記憶と長期記憶，顕在記憶と潜在記憶（意識しているか否かにかかわらず），そして，概念や単語，名称，およびそれらの意味に関するわれわれの知識を含む「意味記憶」と出来事やそれが起こった日時・エピソードに関する「エピソード記憶」である．認知症を心配する人々が病院を受診したり友人に相談したりするのは，ほとんどの場合エピソードに関する顕在的な記憶についてである．また，典型的には彼らは短期記憶，言い換えれば近時記憶が失われてきたことを訴える．それに対して，昔の自伝的な記憶は通常年齢を重ねても保たれる．この「時間的な勾配」は初期のアルツハイマー病のような病気で目立つ．

　一方，意味記憶は隠れた潜在的な記憶である．われわれは言葉の意味やその言葉に関するわれわれの知識の多くを当たり前のものと思っている．食物といえば食べるためにあり，水は生命に欠かせないものであり，ゴミはきれいに掃除されるべきもの，ということを知っている．私たちは非常に多くのそうした知識をもっており，それはカラハリ砂漠の原住民の5歳の子どもから英国女王に至るまで，すべての人に共通のものである．ただし，そうした知識は教育や経験，文化によってさまざまな広がりをもつものでもあろう．意味記憶は幼少時に獲得され，繰り返し学習され，視覚，聴覚，触覚といった複数の感覚様式を通じてアクセスできるというようないくつかの特性をもっている．意味記憶は物品や場所，個人を認識するのに重要で，認知および言語において手段となるものである．意味性認知症

の主要な特徴は，よく使われる普通の単語の意味の喪失であり，出来事やエピソードに関するエピソード記憶は比較的保たれる．また，会話は少なくとも初期には保たれる．本章に登場するリタはそうした意味記憶が選択的に失われてしまった．彼女の家族とかかりつけ医は困惑し，容易には信じられなかった．

　リタは60代前半であった．彼女はある日，夫が夕食にステーキが食べたいとリクエストしたときに，「"ステーキ"って何ですか？」と尋ね，夫を驚かせた．これ以前にも彼女は花と動物の名前を忘れたことで心配になることがよくあった．リタは健忘のためにアルツハイマー病の診断で私のクリニックに紹介された．しかし，彼女の物の名前が出にくい症状は，通常，高齢者やアルツハイマー病初期の患者にみられるものとは明らかに異なっていた．なぜなら彼女は会話の中に出てくる普通の単語の意味もまた失われているように思われたからである．実際この症状は夫にはとても奇妙に思われたので，夫はリタが「わからないふりをしているのだろう」と考えた．この症状ははじめのうちは彼女の生活にそれほど深刻な影響をもたらすものではなかった．リタは小さな農場に住み，自分の銀行の用事や買い物をうまくこなしていた．友人や身内は彼女が言葉を探しているときに手助けをする程度であった．しかし程なく彼女はスーパーの商品表示が理解できなくなり，香辛料や野菜を家で見てもそれがなんなのかわからなくなったため，料理に支障をきたし始めた．診察に訪れたときには，彼女自身の話す言葉は流暢ではあったものの，会話についてくることが難しく，新聞やテレビ番組欄も理解できなくなっていた．彼女は社交的な集まりの場で居心地が悪くなり始め，孫たちの名前が出てこないときは焦るようになった．彼女はうつ症状に対してプロザックを投与されたが改善はなく，後にアルツハイマー病に対するコリンエステラーゼ阻害薬の臨床研究に登録された．

　普通名詞の意味理解障害は発症後5～6年で明確となった．一連の検査の中で，語想起ないし「語の流暢性」検査で乗り物の名前を列挙するように求められたとき，リタはこう尋ねた．「"乗り物"って何ですか？」　彼女にその意味を交通の手段であることを説明すると，彼女は次のように答えた．

「ああ，そうですね．それは私たちが運転するものですけど何も思い浮かびません．もう一つ，私には違いがわかっていたのにやはりわからなくなってしまったものは，場所の名前です．私はテレビをよく楽しんで観たものです．テレビではたくさんの時間を使って場所の話をするんですが，私には全然意味がわからないんです．でも家の近くの，たとえばキッチェナーとかケンブリッジとかゲルフとかの場所でしたらわかります」（これらの場所の名前はプライバシー保護のため変えてある）．

　意味記憶の喪失とは対照的にリタの個人的な記憶やエピソード記憶は保たれていた．彼女は自分の姉妹を訪れたときを覚えていたし，姉妹たちがどこへ行ったかや何をしたかも彼女の環境の中にきちんと位置づけられていた．リタは運転も続けていたし，リストを作って買い物もしていた．彼女が自発的に話す言葉は流暢であったが，たとえば「カレンダー」の代わりに「カタログ」と言うなど，意味の異なる言葉に置き換わることがあった．発症7年後，リタは依然として時間や場所の見当識は保たれていたが，われわれが住んでいる地区の名前を尋ねられると，彼女は「"地区"って何ですか？」と尋ねた．彼女がまたステーキとは何か尋ねられると，彼女は「さあ，私にはそれがどんな形をしているのか思い浮かびません」と言った．彼女にともかくそれをどんなふうにして料理するかと尋ねると，彼女は「たぶん"ステーキ"って肉じゃないですか」と答え，何らかの言語的・意味的手がかりによる認知を示した．彼女の認知における非言語的非意味的側面は驚くほど保たれていた．たとえばスペリングは意味処理ではなく，主に音韻（ことばの音）処理とワーキングメモリを必要とするので，彼女は単語のスペリングを反対からつづることができた．算数課題，たとえば100から順番に7を引いていく計算は即座に，かつ正確に行うことができた．交差する五角形を模写することはできたが，時計を思い出して描くことはできず，「"時計"って何ですか？」と尋ねた．彼女は電話番号を覚えており，空間的な見当識も良好で，運転も間違わずに行えていた．

　その後の診察で，リタは身だしなみを構わなくなる徴候を見せ，いつも同じスウェットスーツを着てくるようになった．材料や調味料の意味がわからなくなったため，彼女の料理は次第に出来合いの食べ物に限られるようになった．たとえ意味がわからなくとも，言葉を復唱することは保たれ

ていた．彼女にとって意味がわからない不規則語の書き取りでは，音を表すようにそれを書き，たとえば「ache（痛み）」を ake と書いた．同様に，「yacht（ヨット）」のような不規則語を音読するとき，彼女はあたかも規則語のように"yatcht"と発音した．彼女はたとえ意味がわからなくても，聴いた文章を書き取ったり復唱したりすることができた[13]．

　リタは色の名前を呼称することは驚くほど保たれており，未知の顔を照合することも複数の選択肢から顔を選択するという純粋に視覚的な過程であれば問題なくできた．しかし，よく知っている人や有名人の顔を見て名前を言うことは，意味的な関連を要求するため不可能であった．さらに実験してみると，この症状はアルツハイマー病で病気の進行期にみられる名称にアクセスできない症状ではなく，あらゆる感覚様式にわたる真の意味の喪失であることがわかった．したがってたとえ物が視覚的に，または触覚的に，あるいは臭いで提示されても意味はわからないし，その物品の使い方を示すよう彼女に求めてもできなかった．病初期には言語的手がかりや複数のプローブが認知を促進し，それぞれの物の意味的関連が完全に喪失したのではなく，単に弱まっているだけであることを示していたが，その後彼女の意味の貯蔵庫から項目が完全に消えてしまうように思われた．リタの詳細な言語学的・神経心理学的検討は科学論文の主題となった[14]．

　われわれはいくつか薬物療法を試したが，リタの病気は治療にもかかわらず徐々に進行していった．彼女の周りにあるほとんどの物を認知できなくなり，人々が彼女に話す言葉が理解できなくなったため，重度の機能障害をきたした．介助なしでは歯も磨けなくなり，お金をどうしていいかもわからなくなった．満腹になっても食べ続けるため体重が増加し，赤い色の物を何でも好むようになった．たとえば，アップルパイの上にケチャップをかけた．彼女は依然流暢な文章で話していたが，彼女の話す言葉はか

13：この現象は神経学の文献では超皮質性感覚失語として知られていた．なぜなら意味を処理するために必要と考えられる超皮質性の連合が障害されていたが，耳から入った単語を発音される単語に皮質下で転送することは保たれており，それにより単語の意味を必ずしも知らなくても単語を復唱することができたからである．

14：Kertesz, et al : Primary progressive semantic aphasia. J Int Neuropsychol Soc 4 : 388-398, 1998

なり内容に乏しく，意味のある名詞は欠如していた．彼女は通りで車を指さして次のように言った．「ああいう物すべて動き回ったりみんな跳ね回ったりするのを見てるのってすばらしいわね．」意味を伴わずに自動的に読むことは保たれていた．たとえば，マッチ箱を提示されると，彼女は名前を言えず，それが何であるかもわからなかったが，「ショッパーズドラッグマート，ほしい物は何でもドラッグストアーで」と，完璧に流暢な発音でマッチ箱のラベルを読んだ．その後，彼女は徐々に緘黙になり，基本的なセルフケアもできなくなったため，介護施設に入所した．

　普通名詞の意味を繰り返し何度も尋ねられて困惑したのは，リタの夫だけではなかった．この行動を最初に目にする人のほとんどは，実際何が起こっているのかを見抜くのが困難である．この病気に罹患した人は，いくつかの言葉，通常は「物」を表す名詞の意味が失われるが，筋の通った会話ができる．物の意味が選択的に失われることは衝撃的な障害であるが，会話での話し言葉や音韻，文法，読み書きはまだ保たれる．「知識の基礎」となる記憶は喪失されるが，「自伝的記憶」といわれる個人的な出来事や場所のエピソード記憶は保存される．このパターンは，話し言葉の表出面（音韻，文法，単語へのアクセス）が喪失するが，言語理解力は保たれ，物事の意味を了解することができる，episode 4 で述べた患者のような進行性失語とは異なる．
　脳卒中による失語症や言語障害もまた，構音や復唱，音韻処理，文法処理における重度の障害を伴って生じることが非常に多く，意味の喪失よりはむしろ単語へのアクセスが失われる．例外はいわゆる超皮質性感覚失語と呼ばれるもので，これは左半球後方部を障害する一部の脳卒中で観察される．これらの患者は多くの側面で意味性認知症に似ているが，発症は間違いなく突然であり，通常はそのあと改善する．アルツハイマー病による失語は，初期には軽度で流暢であり，やがて進行期には理解力の喪失も合併するが，意味性認知症の特徴である劇的な初期の意味の喪失とは異なる．さらに，アルツハイマー病患者は，意味性認知症や失語症では保たれるエピソード記憶と視空間機能を喪失する．認知障害におけるこの「二重乖離」がこれらの病気の区別を可能にする．

意味性認知症患者は,病初期には日常生活に関するある程度の自伝的(個人的)記憶およびエピソード記憶だけでなく,語彙も保持される.リタはたとえ普通の物の名前を言ったり,想起したり,理解することが困難であっても,抽象的な概念や動詞,動詞句,文法的な機能をもつ単語をかなり容易に用いることができていた.彼女は自分の家族や身近な環境,そして自分の周囲で起こっている事柄について話すことができた.リタは,多くの生物や無生物の意味,遠い場所,非個人的な知識を欠いていたが,個人的な活動や人との関係,そして近隣の環境の中で生活し,自分の世界については語ることができたと言えるだろう.

言語学者は言語処理過程を次のように分類する.

1. 音韻論,すなわち言語音の発音と知覚の規則に関する知識.どんな言語の話者も音韻処理能力を誕生後2~3年で獲得するが,他の言語の音韻規則もまた,後に学習することができる.ただし,思春期を過ぎて言語獲得の臨界期を超えるとより難しくはなる.この臨界期を過ぎると,われわれのほとんどは母国語のアクセントなしに外国語を習得することはできない.
2. 意味論,すなわち単語,記号,ジェスチャーの意味に関する系統的な知識.
3. 統語論,すなわち正確な意味を伝えるために必要な単語,句,文または命題言語の単位における関係と形態に関する規則を具体化する文法.
4. 語用論,すなわち反応性,一貫性,関係性,話題の維持などを含む会話のやりとりを維持するための規則.

われわれはすでにepisode 4で音韻と統語の喪失について述べた.会話の語用論的なスキルの喪失は,さまざまな行動的特徴を示すFTD/ピック病の多くの症例で明らかである.これらの症例では,たとえ言語の他の側面が保たれているように見えても,一貫性のある論理的なコミュニケーションを維持することができない.これらすべての言語学的過程は継ぎ目なく絡み合い,最も重要でユニークな進化したスキルである,ヒトのコミュニケーションを生み出すのである.

英国の神経学者,ヘンリー・ヘッド(Henry Head)は第一次世界大戦に

おける頭部外傷兵の検討の中で「意味性失語」という用語を作り記述した．銃創を負ったこれらの患者の何人かは，物の名前も言えないしその意味を理解することもできなかった．ヘッド以前には，物の名前が言えなかったり理解できなかったりしても流暢な発話表出を呈する失語症患者は，19世紀の後半に失語症学を体系化したウェルニッケ(Wernicke)によって，「超皮質性(脳の領野間の連絡が失われていることを意味する)感覚失語」と呼ばれた．この臨床分類は現在でも広く使われている．こうした超皮質性感覚失語の多くの症例は，進行性の変性疾患の中で記載され，その中に1904年にアーノルド・ピックによって報告され，この症候群の先駆けとなった側頭葉萎縮を伴う症例が含まれている．この現象は現代において変性性の障害を有する患者における「意味性認知症」として新たに命名された(Snowdenら，1989；Hodgesら，1992)．

この症候群に「認知症」という用語を用いたほうがよいという主要な論拠は，たとえば障害過程が言語を超えて視覚性認知にまで広がるということがある．超皮質性感覚失読もしくは意味を伴わない音読(ちょうど外国語の文章のように)もまたこの症候群に合併する．さらに，患者はたとえ出来事ではなく言葉のことを意味するとしても，しばしば健忘を訴える．しかしながら，意味的処理の障害は主に物を理解し命名する機能の喪失に現れ，その他の認知領域の機能は保たれるので，アルツハイマー病のような全般性の認知症のプロセスとは対照的である．認知症のレッテルはほとんどのケースで不適切なものであるため，私は「知恵遅れ(retardation)」や「低脳(imbecility)」のように専門的な文献からさえも事実上姿を消すだろうと予測する．

神経画像上，主として左側頭葉にみられる著明な萎縮は特徴的であり，リタや他の患者において限局性の変性過程であることを示している(図3)．進行性の意味性失語における数少ない剖検例はほとんどがMND(運動ニューロン疾患)を伴うFTDタイプの病理所見を示しているが，前の章で述べたようにピック病もある．正常な脳の「機能」画像で得られた証拠は単一物品とその意味の連合でさえ広範囲な皮質が賦活されることを示唆している[15]．しかし，物品や生物の意味は進行性の変性性疾患，特にFTD/ピック・コンプレックスによる左側頭葉萎縮の症例では選択的に失

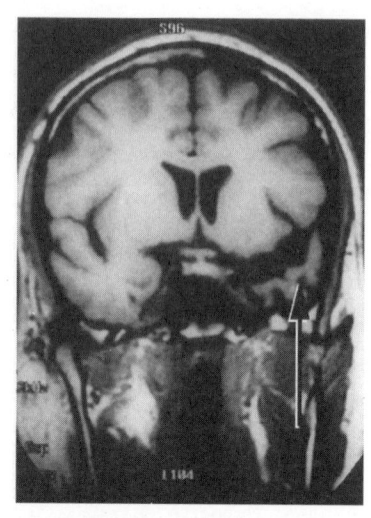

図3　意味性失語症例のMRI
左側頭葉の著明な萎縮を示している(矢印)．脳は白，液体は黒で示される．スライスは顔に平行な断面．

われる可能性があると思われる．別の研究は，ヘルペス脳炎および頭部外傷の症例報告において側頭葉前方部の損傷を強調しており，そうした症例では意味的喪失が一部のカテゴリーの物と名詞に生じ，他の言語機能は保たれていた．左右側頭葉が障害される場合には，言語障害に続いて行動異常が生じることが一般的であるが，それは次の章で述べる．

　リタは色の呼称，色の照合，および言われた色を指すことはよく保たれており，同様に計算や数を操作すること，また，自分が音読している文章の意味は必ずしも理解していないとしても，英語の発音規則に従って正しく音読する能力もよく保たれていた．これは，脳卒中による理解障害を伴う失語症患者とは対照的であった．このように色，数，および文字の処理過程が驚くほど保たれていたことは，これらの概念が物や動物などと同様の意味での意味的表象を欠いていることを示していると論じる人もいる

15：機能的賦活は，何らかの認知処理をしている間に活動する脳領域において，脳血流もしくは酸素の消費が増加する様子を，アイソトープもしくは磁気共鳴信号の変化を用いて観察する．

だろう．色と数は他の対象の属性であり，それらの辞書的意味は明確だがそれら自身は独立した意味的実体を表していない．色や数は，意味性認知症以外の人にとってはたとえば「革命」を表す赤とか，「臆病」を表す黄色のようにもちろん比喩として用いられうる．たとえば，リタは色盲検査(石原式)や非言語的デザインの照合で正常な成績であったことからわかるように，視知覚は保たれていたにもかかわらず，物や概念を表すのにふさわしい色を選んだり，ある色の第二の意味を述べることはできなかった．

　病初期における名称と理解の喪失は，文脈や語の使用頻度に依存していたが，いくつかの項目は彼女の意味的貯蔵庫から完全に消えてしまっているように思われ，どれだけの手がかりを与えても，あるいは感覚様式を変えてみても，それらを取り戻すことはできなかった．物や人物に関する知識がわれわれの脳のどこに蓄えられているのかは，神経科学の分野で数多く調べられているが，ほとんど解明されていない．これまで得られた証拠は，意味や記憶の貯蔵が大脳皮質における単一ニューロンに何らかの実体をもって局在しているという考え方とは逆である．すなわち，フォルクスワーゲンを表す"フォルクスワーゲン細胞"や，あなたの祖母を表す"おばあちゃん細胞"といった単一ニューロンはないだろう．認知や連合に不可欠な意味の処理は，以前に確立された神経細胞同士の連絡を複雑に促通することによって行われ，それがリタの脳ではもはやできなくなったものと考えられる．

　心理言語学におけるいわゆる語彙(単語に基づく)仮説では，意味記憶(絵や単語の意味処理に必要なもので，これらはある程度分かれている)を，語彙ないし単語の辞書(もし発音や書字の目的のためと仮定すれば，意味的解釈なしに存在しうる)から区別する．"cacciatore"のようなイタリア語を意味を知らずに音読することを例に挙げると，われわれはこの単語を何度も聞き，文字に書かれたものを目にし，レストランでその言葉の入った料理を注文し，そのソースを味わっていてもなおその意味は知らない〔私はイタリア語の辞書で調べなければならなかった—それは猟師風(トマトソース煮込み)を意味する〕．比較的限定された発音の規則を学んでいれば，意味はわからなくとも外国語のどんな単語でも読める．意味性認知症の患者は，まるでわれわれの母国語を外国人が読むように音読する．

リタの症例は，物に意味を付与すること（意味的符号化）と単語に基づく（辞書的な）別の処理過程との区別を明確に支持する．こうした別の語彙処理過程が保存されていることによりリタは流暢に話し，単語や文を意味を伴わずに読んだり書いたり復唱したりすることができていたのである！リタは最後は介護施設で亡くなったが，彼女の剖検脳からは意味性認知症の大多数の患者およびFTD/ピック・コンプレックスの半数以上の患者に典型的であるユビキチン封入体が見つかった．

次のepisodeもまた意味失語ないし意味性認知症についてであり，FTD/ピック病でより一般的にみられる行動障害を伴い，「脱走」で有名になった一人の男性の話である．

episode 6
奇術師と芸術家
徘徊・落ち着きのなさ
roaming and restlessness

　マルコムに起こった最初の障害は言葉が思い出せないということであった．たとえばコマドリを見てそれが胸の赤い鳥とは説明できても"コマドリ"という言葉が出てこないし，花束を見ても"カーネーション"という言葉が出てこない．そして，ステーション・ワゴンのことについて話そうとしても"ステーション・ワゴン"という言葉が出てこないといった具合である．やがて"靴墨"，"氷河期"，"アスベスト"という言葉が会話の中に出てきてもその意味がわからないようになった．人の名前を思い出すことも得意ではなかったが，日常的な単語も思い出せず，しかもその単語の意味が失われていたことが，彼の症状をよりわかりにくいものとしていた[16]．会議では言われたことがすべて理解できるわけではないので，詳しいことを同僚に聞かなければならなかった．また，設計図や数式など，非言語的な問題解決課題で視空間的な能力が求められるたいていの課題では能力が保たれていたため，はじめの頃，職場では言葉の問題は見過ごされていた．神経学的な評価のために私が初めて彼に会ったとき，彼はまだプロのエンジニアとして働いていた．彼の趣味は日曜大工で，道具の名前を忘れたり

16：語想起の障害はストレスがかかったり不安が強い状況では一般的な現象であり，加齢の結果としても生じるが，認知症の初期の症候でもある．年齢や関連する症状や状況に依存するものである．そのこと自体は特別なことではなく，軽度の状態であれば心配するほどのことではない．しかし言葉の意味が徐々に失われ，聴覚的な理解や読解，見たものが理解できなくなるようであれば，意味性認知症が生じているということである．

はするが，それらを使うことには問題はなかった．息子の結婚祝いに壁面収納棚を作ってあげたり，旧式のバイクを修復したり，最近購入したビデオデッキをセットアップし，録画を予約することも可能であった．

　50代前半の頃のマルコムは感じのよい寛大な男で，認知症やうつ病のようには見えなかった．言葉の表出能力には問題がなかったが，言葉が若干思い出しにくく，意味の置換がみられた．たとえば，自転車用のヘルメットのことを，「帽子，安全帽だ」と口にしていた．最近のニュースに登場するような人物の名前を思い出すことが特に難しく，出来事の記憶は保たれていても，オクラホマ州の爆破事件の実行犯の名前や，州知事の名前が思い出せなかった．人の名前や住所，花の名前を思い出そうとした場合，唯一，住所の地番を言うことができるのみで，通りや人物名を言うことはできなかった．選択肢の中からであれば判断することは可能であることから，彼が，名前を短期記憶にとどめておくことはできるが，それらにアクセスできない状態だということがわかった．引き算の繰り返しや計算，描画もとてもよくできていた．MRIやSPECTでは左側頭葉に軽度の萎縮を認めたが，放射線科医はいずれも正常の範囲と判断していた．

　一年後に実施した正式な神経心理学検査では，一般的ではない単語の定義が困難で，時としてごく普通の単語ですら認識することもできなかった．名前を言えたのは呈示された物品のほぼ半分で，名前を言えなかったいくつかの物品は，その使い方を言ったりジェスチャーで示せたりしたが，そのようなことすらできない物品もあった．たとえば，泡立て器を知らないだけではなく，その使い方を示すこともできなかった．自分の目の前にあって見えているものですら，名前だけではなくその意味が失われているようで，こちらから説明したり，名前を再び学習しても思い出すことはできなかった．認識できない単語が不規則な綴りで表記されたものであれば，リタ(episode 5参照)のように規則的に読んでいた(たとえば，islandを"izland"と読み，yachtを"yatcht"と読んでいた)．以下は，不規則的な単語の書き取り場面で認められた，誤って規則的な綴りで表記された例である．

Magician	magishon
Biscuit	biskit
Salmon	samon
Courageous	corages
Guile	gile
Debt	det
Yacht	yaut

　意味の障害とは対照的に，最近ロンドンに引っ越したことや，自分の娘が学校を卒業したことなどの出来事は覚えていた．常に妻のアリスの監視が必要ではあるが，相変わらず自動車を運転することもできたし，支払いや小切手を切ることもできた．身体的には健康で，記憶や視空間的な見当識も比較的保たれていたため，活動することが可能であった．彼の娘がスクラップブックの中に名前のついた家族の写真を貼り付けたり，彼が忘れてしまった言葉の目録をまとめることを始めていた．彼が買い物に行くときは，買い物のリストを読み上げるため，必ずしもそのリストに書かれている項目の意味を知っている必要はなかった．彼はまた電話の中の声が誰だか認識できない（このことを聴覚性失認という）と訴えていた．実際，重要な例外ひとつを除いて，彼はリタと同じような特異な障害のようだった．

　初めての診察から２年後，一連の行動面での症状が進行していた．そのため悲惨なことに，マルコムの妻のほうがうつ病で精神科に入院する羽目になってしまった．うつ病の悪化の一因には彼女が止めるにもかかわらず，マルコムが大きなジグソーパズルを飾るために地下室を改造しようとしたことにもあったようだ．マルコムはこれ以外にも強迫的な日課（訳注：時刻表的行動と呼ぶ）や極端な食べ物の好き嫌いが進んでいた．たとえば，ショッピングセンターのフードコートを通るたび中華料理を食べたいとせがんだり，昼食はちゃんとした食事ではなくドーナツを持って行くとせがんだりするという具合であった．子どものように一番大きいドーナツを取ろうとしたり，もし自分に一番小さな物が来たと思ったらふくれっ面になったりもした．ご飯の上には大量のプラムソースを載せ，パンケーキには必要以上のメープルシロップを掛け，中華料理では何度もおかわりを頼

んでいた．また，以前に住んでいた 200 km も離れたドーナツショップ，85 km 離れたレストラン，85 km 離れた別の方角へとドライブすることが幾度もあった．

それまでの趣味とは異なり，マルコムはジョン・ウェインやアーノルド・シュワルツェネッガーの出演する映画にどっぷりと浸っていた．クイズやゲームの番組も気に入っており，それを観に妻を誘おうともしていた．しかし，複雑なストーリーのドラマ番組になると集中することができず，数分もすると歩き出してしまった．推論する能力も障害され，マルコムが何かを説明することは難しいようであった．彼の文法能力は保たれ，話し言葉も驚くほど流暢であったが，妻の言うことが理解できなかったり，同じことを執拗に繰り返したりすると，妻はいら立ちを隠せなかったし，そのことを彼もわかっていた．しかし後になって妻は自責の念に激しく駆られるのであった．彼女はわれわれが主催するピック病の支援グループに参加し，そのことはマルコムへの対応にも有効であった[17]．

3 度目の最後の診察のときにも発話は比較的流暢であったが，鉛筆やコップ，くしのような日常的な物品の単語ですら理解できなかったし，6 つの物品の中から選ぶこともできなかった．一方で，文字や数字や色などは問題なく選ぶことが可能であった（episode 5 の考察に，これらのカテゴリーの心理機能が保たれている理由が述べてある）．呼称の障害も同様に重度であった．20 項目の中で言えたのは，ナイフとスプーンとフォークだけであり，触覚によるヒントも有効ではなかった．文を読むことができたが，常に意味を理解しているとは限らなかった[18]．たとえ内容を理解していなくとも，復唱は十分に可能であった．

マルコムの強迫的な徘徊やドライブは彼を破滅的な状況に陥らせていた．妻をはじめ家族たちは，マルコムを説得したり気を紛らわすためにさ

17：ピック病の患者やその家族に対する支援グループは英国，米国，カナダ，フランス，ドイツで設立されている．最近では，「前頭側頭型認知症協会」と呼ばれる FTD の介護者のための国際的な協会が設立された．ウェブサイトは，www.ftd-picks.org

18：彼の読み誤りはの規則化の誤りと意味的な置換が特徴である．言語学者は，これを表層失読と呼ぶ．意味や言語の表層構造が失われ，それとは対照的に，やはり深層構造である文法や形態素が保たれているからである．

まざまな努力を払ったが，それにもかかわらず彼は人が変わったかのように頑なに抵抗し怒り出すようになった．家族も運転免許証を失効させても彼の行動の制止には意味がないとわかっていたので，ついには車のキーを取り上げた．すると彼は車の点火装置を直結させてエンジンをかけた．時にはガソリンスタンドでガソリン代を支払おうとしてドライバーがエンジンを掛けたままにしていた車を運転しようとしたことさえあった．そのときは警察沙汰となり，妻はその状況に対処するために急いで現場に向かった．別の日には，知らない人の車に乗って走り去ってしまい，警察の特殊チームが出動したこともあった．幸いにも警官らはマルコムの医療用の警報ブレスレットに気がつき，最終的には彼は精神科の閉鎖病棟に入れられた．しかし，彼は持ち前の優れた視空間能力によって，スタッフが入力する閉鎖病棟ドアの電子錠の暗証番号の数字をすぐに覚えてしまったため，職員は取っ手にカバーを付けざるをえなかった．やがて彼は窓から逃げ出した．他の人から食べ物を奪い取ろうとしたり，椅子に縛り付けられていても椅子ごと立ち上がって，そこら中を動き回っていた．そのため看護師達は親しみをこめて，彼のことをフーディーニ（訳注：米国の魔術師・脱出奇術の名人）と呼んでいた．

　特に頻度が高く問題となる脱抑制的な強迫症状は，頻繁な徘徊や落ち着きのなさである．何マイルも歩いて商店街に行ったり，もしくは単に近所をぐるぐる回ったりすることもあれば，気に入った場所まで長距離のドライブをすることもあった．介護者がこの"放浪者"の安全を心配し，そのような行為を制止しようとすると，抵抗して怒り出すこともしばしばである．FTDの患者はADHD（attention deficit hyperactivity disorder；注意欠陥多動障害）の子どもが成人期まで症状を引きずった状態と似たところがある．ただしFTDの行動の変化は壮年期になってから生じる．活動性と注意のレベルの問題は神経科学の分野でよく研究された現象であり，われわれの覚醒や活動性にかかわる脳幹や視床などの特定の領域が関与していることが知られている．辺縁系，中でも前頭葉の内側面に位置する帯状回は方向性の注意や活動性を調整している．前頭皮質は活動性の維持と抑制の両方にかかわっており，この調整がFTDの障害に影響しているようであ

る．介護者が書き留めてきたFTD患者が示す落ち着きのなさや徘徊などの行動の例は次の通りである．

……近所をうろつき，他人の家に勝手に上がり込む……老人たちのグループと商店街に行き，すべての店が閉まる夜遅くまでうろつく……姉妹に会うためにトロントまで毎日ドライブする……一日に二度も何マイルも先にある妻の職場まで歩く……座り続けることができない……理由も言わずデトロイトやカリフォルニアまでドライブに行く……何かに取り憑かれたように歩く……毎日軍隊の基地までドライブ……なんの目的もなく車を乗り回す……高速道路を歩いているところを警察に発見される……無闇に歩き，車を運転する……廊下をうろうろする……免許なしに車を運転する……よく徘徊する……じっとしていられない……毎日外出する……外を徘徊する……夜のあいだに迷子になる……家を出ようとする……とても落ち着かずよく歩き回る……食卓で立ち上がったり座ったりする……真夜中に外に出て行く……毎日歩かなくては気がすまない……話している最中に立ち上がって歩き回る……ほとんど一日中歩き回っている……何かを買うわけでもなく店の周りを歩き続ける……長いあいだじっとしていられない……車の中では絶えず外に出たがる……食事中に立ち上がり歩き回る……彼の妻がどこかに連れて行くまで車の中に座りこむ……疲れ果てるまで早歩きをする……いつも広場に行きたがる……

マルコムの病気はリタと同じように意味性失語で始まり，その症状も似ていたが，彼の行動障害はより初期から現れ，より突出したものであった．意味性認知症は特にケンブリッジのジョン・ホッジス(John Hodges)らのグループによってさまざまな視点から詳細に研究されてきた．それというのも意味性認知症の症状が限定的で，より広汎な認知症や他の言語障害との症状の対比に興味をもたれてきたからである．しかし意味性認知症と行動障害の関連に関しては強調されてこなかった．ある程度の意味性認知症患者は，FTD/ピック病の行動障害を伴うことはよくあることなのである．episode 5に登場したリタのように，行動障害を伴わずに意味性認知症が持続する孤立性の事例は実際のところまれである．意味の喪失はしばしば

言語モダリティを超えて生じることがあり，このような患者は物品を視覚的に認知することができなくなる．このような後に生じる行動異常がみられることが，意味性"認知症"という用語が用いられる理由の一つでもあり，症状がより限定的でマイナス面が少ない場合には意味性失語という用語が好んで用いられる．

マルコムの事例は，フランスの有名な神経科医であるピエール・マリー（Pierre Marie）の"失語症患者の知能は障害されている"という古典的なドグマを否定する実例である．マリーの有名な症例に，失語が発症した後にオムレツを作れなくなったシェフがいるが，オムレツが作れなくなったのは一般的な知能が低下したからではなく，失語に伴って生じることが多い失行や計画的な運動遂行の失敗に起因するのかもしれない．確かに，言語は認知のさまざまな側面と影響し合い，認知の支えとなっているが，われわれが以前に行った，脳卒中によって失語になった患者の研究も含めて，言語が認知機能の道具的モダリティから相対的に独立している，ということが繰り返し実証されている．実際，マルコムの視空間的な知能は際だってよく保たれ，歩き回りたいという強い欲求も相まって，彼の行動が介護者を常に困らせていた．

強迫的にゲームをしたりジグソーパズルを作成したりすることは意味性認知症の患者に一般的にみられ，初期の段階では，患者はこのことで多くの時間を費やしている．一部の患者はいたずら書きをしたり，まれに油絵を始めたりする患者もいる．また，中にはその作品に芸術的な価値があることもある．脱抑制が芸術的な表現までも解放し，創造的な手段や技術へ没頭することが，たとえ一時的なことであったとしても，プラスの結果を生み出すようである．サンフランシスコのブルース・ミラー（Bruce Miller）は，何人もの興味深い症例やその色とりどりの絵画を通じてこのパラドックスを示してきた（Millerら，1998）．私自身，同じような患者を2人経験した．1人は熟達した芸術家で，病気が進行した後も絵を描き続けていた（**図4**）．もう1人は病気になってから水彩画を始めた．これ以外にもマルコムやキースのように巨大なジグソーパズルを完成させたり，来る日も来る日も単語ゲームを楽しむ患者もいる．次第に不注意，無気力や，落ちつきのなさ，技能や言語能力の低下がこの創造的な活動を終わらせる

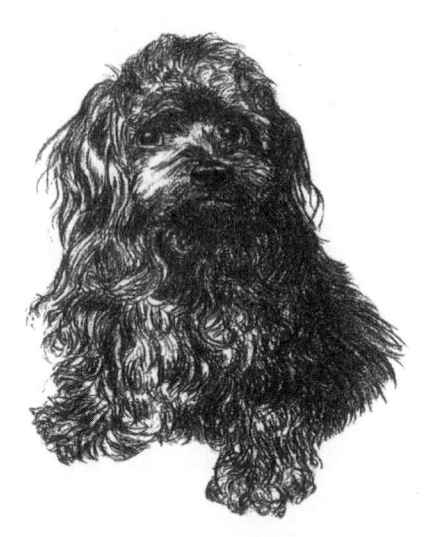

図4 意味性認知症の患者による描画
芸術的な能力が良く保たれている

が，幸いにして，このことは肉体的な衝動や固執的な日課に一息つかせるということでもある．

　ジルは61歳の画家で，**図4**を描いたときには意味性認知症を発症していた．名前が思い出せないということで筆者を尋ねてきた．ジルの夫が言うには，彼女は「わさび」や「冷蔵庫」の意味が分からないようである．彼女は込み入った話題が理解できないために会話についていくことができなかった．彼女はまた，柔軟性がなく頑固になるといった具合に人格面も変化し，しばしば一つの考えに取り憑かれていた．彼女はとりわけペットに対する感度が高くなり，大げさな態度で子どもじみて動物を可愛がるのであった．彼女は人に対しても積極的に振る舞い，よく知らないことでも意見を表明し，そのうえ，頑固で聞く耳を持たないのであった．彼女はリタと同じように左の側頭葉に萎縮を認めた．強迫症状に手のつけようがなくなり，夫婦生活も破綻したため，結局のところ介護施設に入ることになった．

マルコムのように，ジルも5桁の電子錠の入力パターンを覚えてしまった．それは介護施設自体の鍵として使われているもので，看護師の手の動きを見て覚えてしまったようだ．描くことはやめてしまったが，1,000ピースもある大きなジグソーパズルを2日間で作り上げることが可能であった．夫の観察では，彼女は色の識別の感度がより高まっているようで，誰よりも早く色をマッチングさせてピースを拾い上げるようである．言葉は徐々に衰えていったが宗教的な教義に関しては，「神は地上に楽園を約束し，（自らの額を差しながら）イエスは天国(Kingdom of Heaven)で私を救って下さる」というように流暢に言うことが可能であった．しかし数分もすると，誰かが「Kingdom Hall」と言ったことに反応し，「Kingdomって何？」というような始末であった．

episode 7
他人の手

錐体外路症候群
extrapyramidal symptoms

　FTD/ピック・コンプレックスを構成する第3のものは，これまで同じ疾患の一部であるとは考えられなかったし，現在でも，どの疾患群に属するのかについての議論が続いている．しかし一方では，運動機能と認知機能の両面に関係するものとして，急速に認識されつつある．ハーバード大学のグループによって，パーキンソン病とは異なるが，その類縁疾患として最初に記載された際に，それは「パーキンソン・プラス」症候群と位置づけられ，錐体外路系の障害による疾患群に分類された．運動を制御する複雑な神経回路は錐体外路と呼ばれるが，これは主要な運動経路である錐体路（大脳皮質と脊髄の間を結んでいる）に追加された運動経路，という意味である．錐体外路系の疾患で最も一般的にみられるものはパーキンソン病である．「プラス」という語は，多くの医師によって，違いを明らかにするために用いられているが，これは本来のパーキンソン病に追加された特徴，たとえば失行や奇妙な「他人の手」徴候を呈すること，パーキンソン病に典型的な振戦を欠くこと，などに由来する．神経内科医が本疾患を認識するようになると，大脳皮質基底核変性症(corticobasal degeneration syndrome；CBD)と呼ばれるようになったが，これは本疾患で大脳基底部に加えて大脳皮質も障害されるためである．原著の症例を含め，ますます多くの症例が認知機能および行為の障害，特に失語とともに記載されている．興味深いことに，ハーバードで最も優れた神経病理学者であるEPリチャードソン(EP Richardson)を含む原著の著者らは，この疾患の病理所見は，特に「ピック細胞」とも呼ばれる肥胖した神経細胞が豊富に認めら

れる点で，ピック病の病理所見に最も類似している，と述べている（Rebeizら，1964）．しかし，本疾患は長い間，運動障害の専門家の間で研究対象となっており，今日でもなお，疾患の分類と位置づけについて議論されている．しかしながら，FTD についての過去3回にわたるカンファレンスでは，CBD をピック・コンプレックスを構成する一疾患として受けいれている．以下に示すのは，認知機能障害，行動障害，「他人の手」徴候を特徴とする運動障害のいずれもが認められた症例についての記載である．

　クリスは63歳で，右利きの技師である．2回目の結婚後，間もなく，右手の動きが硬いことに気づいた．字が下手になり，芝刈り器を上手く使えなくなった．6か月後，クリスは脳卒中患者のように右手を身体に密着させ，バランスを崩すようになった．それはまるで重力に押されて前進しているかのようだった．同じ頃から，話す機会が少なくなり，言葉を探すのに手間取るようになった．また，友人や日常生活に対して興味を示さなくなった．同じ言葉や考えを繰り返すようになり，込み入った動作を行うことが難しくなった．何かを考えるにも時間がかかるようになり，系統立った動作を行うことが困難であった．パーキンソン病と診断されたが，よく効くはずのレボドパや，その他のパーキンソン病治療薬は効果がなかった．

　発症して1年後に，クリスの右手が左手の動きを妨げるようになった．その様子は，右手が他人のものであるかのようであり，まさに「他人の手」のようであった．彼の右手は不器用で役に立たなかった．診察場面では失行が目立った．失行とは，文字通りには行為を失うことだが，慣れているはずの動きやジェスチャーができない，という意味である．他人の言うことを理解し，言葉で応答することは可能であったにもかかわらず，言語での指示に応じて行動することができないばかりか，検査者の模倣をすることもできなかった．MRI（36頁）では左頭頂葉の萎縮がみられた．頭頂葉は感覚情報と運動情報を統合すると考えられており，そこに損傷が生じると，さまざまな症候，中でも失行がみられることが多い．

　病気が進行するにつれ，クリスは無気力となり，動作緩慢，失語がみられるようになった．右手は異常な姿位をとっていたが，クリスはそのことを無視しているようであった．発症して2年半後に，CBD 症候群という

診断が下された．クリスの行動や人格も変化し始めていた．他人の前ではていねいであったが，実際にはセックスに関することに夢中になっており，卑猥なビデオを観る，自慰行為に耽る，毎日のようにセックスを要求する，などの症状がみられた．彼の言葉は失語症的で，話をするときには言葉を探し，会話の内容とは関係ない句を使い，文を組み立てることができなかった．また，自分のことが理解されないと，怒り，欲求不満が爆発した．

　発症しておよそ3年後には尿失禁がみられた．右足も動きが硬くなり，右手の指は屈曲していた．6か月後，慢性期病院に入院し，右手を使えないために食事は介助を受けた．その後，緘黙状態となり，飲み込みも悪くなった．しかし怒ると叫び声をあげることはできた．周囲にからかわれると，歯をむき出しにして怒った．テレビを観て，音楽に合わせて足を踏み鳴らし，「エレクトリック・サーカス」を観ながら唇を舐めていた．よく知っている歌を聴くときや，牧師が訪室したときには，涙を見せることもあった．発症の9年後に，尿路感染症と敗血症のため，74歳で死亡した．亡くなる直前の神経学的診察では，両側の筋強剛と重度の無動，垂直方向の眼球運動障害がみられ，完全に無言状態であった．

　剖検では，大脳の前頭葉，頭頂葉は著明に萎縮しており，側頭葉も中等度の萎縮を呈していた．これらの所見は左側に少し優位であった．組織所見としては，CBDに特徴的な円形の神経細胞内封入体を認めた．グリア細胞には異常「タウ蛋白」が蓄積しており（タウの意義については解説編「歴史上・生物学上からみたFTD/ピック・コンプレックス」を参照），また，大脳皮質には風船様ニューロン（ピック細胞）が散在していた．クリスは生前にCBD症候群と診断され，その後間もなくFTDの行動症状が出現し，後には進行性失語も出現し，最終的には病理学的にCBDと診断された症例である．

　CBD症候群の臨床的な記載は，運動障害を対象とするクリニックから発せられることが多いが，そこでは一側の筋強剛，失行，「他人の手」徴候などの運動症状が重視されている．「他人の手」徴候とは，自分の手が自分のものではないような，奇妙な動きあるいは感覚のことを指す．この症状の最も初期の記載の一つに，ドイツの神経学者であるクルト・ゴールドス

タイン (Kurt Goldstein) によるものがある．そこには左右の大脳半球を連絡する経路，つまり脳梁の一部が，脳卒中によって損傷された女性患者の例が記載されている．彼女の左手が自分の首を絞めようとすると，「他人の手」である左手の動きを右手が抑制しようとした．その様子は，まるで映画『博士の異常な愛情』の中でピーター・セラーズが，習慣となってしまいやめられない，ナチ式敬礼をする人工的な腕を，無理にでも下ろそうとする様子に似ている．一方の手がもう一方の手の動きを妨げる，という別の記載は，てんかん治療のために大脳半球を分離する外科手術（脳梁離断）の後にみられる．その後，「他人の手」という表現は CBD 症候群の運動症状を記載する際に用いられるようになった．本来の意味での両手間抗争，つまり一方の手がもう一方の手の動きを妨げる，という症状は，頻繁にみられるものではないが，片方の手の運動無視，筋強剛，手の浮揚（手が空中に浮かんでいく，という不随意運動），巧緻性障害，不器用さ，などは普通にみられる症状である．

「他人の手」徴候のもう一つのタイプは，重度の半側空間無視を呈する症例でみられることが多いが，これは多くの場合，右半球の広範な卒中と関係している．そのような患者は，麻痺している左手，左足が自分のものであるという感覚をもたず，看護師や誰か他人が，そこに置いているのだ，と訴える．他人の手足は自分にとってなじみのあるものではなく，醜く，不快な感情をもたらし，あるいは死んでいるように感じられる．そして患者自身によって，さまざまなあだ名をつけられている．イギリスの最も博学な神経科医であるマクドナルド・クリッチレー (Macdonald Critchley) は，このあだ名について調べており，「Monkey（サル）」「Silly Billy（愚かなビリー）」「Floppy Joe（役立たずのジョー）」「Gammy（傷もの）」「the Curse（呪われた手）」「Lazy Bones（怠けものの骨）」などが紹介されている．この現象についての最も極端な例が，オリバー・サックス (Oliver Sacks) によって，「妻を帽子と間違えた男」という，神経疾患に罹患した患者についてのエッセーで紹介されている．脳卒中患者の一人が，自身の「他人の手」をベッドから放り投げようとして，自分もベッドから転落してしまった，というエピソードである．CBD 症候群における「運動型の他人の手」徴候では，手が自分のものではなく，自分勝手な意志を持っているように動く，

という患者の訴えが多いが，オリバー・サックスが記載したような妄想的な離人感はみられない．この問題は，「自由な意志とは何か」という興味深い哲学的な問題，自分で制御できない反射的な行為とは何であるか，という，ミラー・フィッシャー(Miller Fisher)が「alien hand(他人の手)」で科学的に論じている問題を提起するものである．そこでは，われわれの行為はすべて，刺激に対する反射，すなわち反応を表している，と論じられている．しかし，われわれが意識して行う行為の多くは，われわれの意志を伴っている．

　「他人の手」徴候は，反射というよりも，意図して行われる他の運動と似ているために一層印象的になっている，例外的な症状である．他人の手についての項目は，前頭葉性行動質問紙(FBI)の一部でも扱われている．これは，診察時には明らかでなくとも，介護者が観察する機会はずっと多く，発症の時期や程度について覚えている可能性が高いからである．

episode 8
ボレロのヒーロー

進行性核上性麻痺
supranuclear palsy

　私にとっての「ボレロのヒーロー」はダドリー・ムーアである．彼は英国の喜劇俳優であり，映画『テン』の中で「完璧な女性」と恋に落ちる作曲家を演じている．この忘れがたい映画のテーマ音楽は作曲家ラヴェルの代表作「ボレロ」である．ダドリー・ムーアは進行性核上性麻痺（progressive supranuclear palsy；PSP）のため，若くしてこの世を去った．これから，この病気についての話を続けよう．偶然にも，ラヴェル自身も PSP と関係する病気である進行性失語で世を去っている．PSP が CBD や FTD/ピック・コンプレックスと重なる部分が多く，その一部と考えるべきであることに，少数の人々が気づきつつある．たぶん多くの一般内科医は，また，たとえ専門家であっても，これらの疾患の関係については意識していないし，さまざまな理由から，それらが別々の疾患であることを意図的に信じようとしている．しかしこれは PSP と FTD の関係に限った話ではない．同じような議論は，たとえば，パーキンソン病に伴う認知症とレビー小体を伴うアルツハイマー型認知症との関係についても見受けられる．物事を細かく区分しようとする人々とまとめようとする人々との間で，疾患がどのようにして分類，命名，定義されるべきであるか，医学・生物学の中でも特に新しく技術が進んでいる分野で，議論が続いている．

　カーロは 68 歳の男性である．別の町の医師から FTD が疑われる，ということで紹介された．私のところへ診察を受けに来るまでに，別の症状も出現していた．といっても，紹介医の診断が誤っていた，というわけで

はない．それどころか，彼の診断は100％正しかったといえる．読み進めればおわかりになると思うが，カーロの病歴はFTD/ピック・コンプレックスとしては典型的である．しかし歩行障害はそうではない．もし，それらが異なる疾患であると考えるならば違う，ということである．カーロは身体の前で歩行器を押しながら歩く．そうしないと，歩幅が短く，足を引き摺り，歩き始めに手間取ってしまうのだ．いったん歩き始めると，歩幅を狭くしながら，どんどんと前に進んでしまう（神経内科医が「加速歩行」と呼ぶ歩き方である）．そうかと思えば，後ろに傾き，転ばないように後ずさりしなければならないこともある．カーロの身体は固まってしまい，ロボットのようで，検査台に座ったり，椅子から立ち上がるのが困難である．

　カーロは上下を向くことや，検者の指を眼で横方向へ追うことができない．専門用語では「垂直方向性注視障害および水平方向性滑動性眼球運動障害」ということになる．時計を見たいときには眼の前に腕を挙げなければならない．この様子を私はレジデントに，彼らが特徴的な症候を覚えておけるように「Watch Salute（訳注：敬礼のように挙手する）」と教えているが，進行性核上性麻痺という疾患名の由来となっている垂直方向性眼球運動障害を指すものである．カーロは理由もなく急に泣き出したり，笑い出したりする（「偽性球麻痺」として知られる症候である）[19]．くすくす笑い始めたかと思うと，しくしく泣いている．笑い方には無理があってぎこちなく，破傷風にみられる筋痙攣のように，固い表情で，冷ややかに歯をむいているようである（専門用語では「痙笑」という）．話し方はゆっくりかつ不鮮明で，奇妙な歌のような抑揚がある．右手には素早く持ち上げるような振戦が，特に動いているとき，字を書くとき，絵を描くときにみられたが，パーキンソン病に典型的な振戦とは異なっていた．書かれた字は小さく，小字症である．時計の絵を描くように命じられると，外回りの円は非常に小さく，数字は密集しており，判読するのが困難である．手を正しい場所

19：「球」という用語は，脳幹の一部で球形の部分（訳注：延髄）に由来し，嚥下，発話，笑い，泣きに関与する筋群を支配する神経を指す．「偽性球」というのは，「球」以外の部位が障害され，球麻痺の場合と同じ筋群の機能が障害されることを意味する．

episode 8. ボレロのヒーロー

にもっていくことができない.

　熟練した神経内科医はこの時点で進行性核上性麻痺という診断をつけることができるだろう. しかしカーロの症状は，運転中の判断の誤りやお金を扱う際の不注意という形で，およそ4年前から出現していた. 前者でいえば，転回する際に大回りする，トランクを開けたまま走らせる，芝や歩道に乗り上げる，赤信号のずっと手前で急に停止する，などの症状であった. 追突したこともあり，1年後に車線をまたいで走っているうちに別の事故を起こしたため，運転免許が取り消された. 最近の2年間では，社会的に不適切な言動，無作法な振る舞い，注意力低下がみられていた. 会話の最中に，立ち上がって外へ出て行ってしまうことがあった. 自分の娘や祖母を，理由もなく「メス」と呼んだりした. 食事の時間を待たず，豆の入った缶に手を伸ばしては，缶から直接食べた. ことのほかサラミを好んで，包みを開いて一度に半ポンドも食べてしまうこともあった.

　カーロは午後6時半から深夜まで，日常の用事を顧みずに，テレビを観続けた. 庭仕事をやめてしまい，自分自身の衛生には注意を払わなかった. 1週間同じ服を着ていて，週に2回YMCAでトレーニングの後にシャワーを浴びるだけ，ということもあった. 注意されると，座ってテレビを観ながら電気カミソリで髭を剃ったが，注意されないと無精髭のまま歩き回った. また，靴を履いているのだから必要ない，といって靴下を履こうとしなかった. 妻はカーロが地下室に現金を隠しているのを発見した. 他の家族は，カーロが理由もなくいろいろな物品を玩んでいるのを見て，落ち着きがなくなったことに気づいた. また，どこかよそよそしくなり，テレビで観た内容についてしか話さなくなった. 後には，会話に加わらなくなり，言葉を発することも難しくなった. カーロの店の中はすっかり取り散らかって，客はカーロが辛抱できなくなり，欲求不満を感じやすくなっていることに気づいた.

　老年科の医師は，カーロが衝動的になり，会話をしていても，内容とは関係ない考えや関心事に会話が妨げられることに気づいた. 系列動作や類似性を推測する検査が苦手であったが，これらは「遂行機能」の障害を反映しているものであった. CTスキャンの結果は，前頭頭頂葉の軽度の萎縮を認め，FTDの早期であると診断された. 行動異常が出現してから数年

後には，運動障害が明らかとなった．カーロはまだ仕事を続けていたが，カウンターにもたれかかり，動くのもいくぶん困難であった．しかし身体の向きを変えるのが難しくなって，転ぶようになると，仕事はやめざるをえなかった．右手には，特に感情が高ぶったときに，速い振戦が認められた．また，衝動的，せっかち，短気であった．レストランに入っても自分の食事を終えてしまうと立ち上がって車の傍に行き，家族が連れて帰ってくれるのを待っていた．感情的であり，時には何の理由もないのに涙もろくなることもあった．同じことを繰り返して話すが，話し方は不明瞭となり，他人が理解するのは難しくなった．しばしば同じ単語を繰り返し，短い文をつぶやくのみであった．

トロント大学の神経内科前教授であったJCリチャードソン(JC Richardson)，フェローレジデントであり，良き友人でもあるジョン・スティール(John Steele)は，注視麻痺，転びやすさ，間延びした話し方，「偽性球麻痺」による強制笑いや強制泣き，窒息などの症状がみられる「パーキンソン・プラス」症候群の一臨床型について記載し，「進行性核上性麻痺」(PSP)と命名した(Steeleら，1964)．神経病理について検討を行ったのは，その分野の第一人者であるジャージー・オルシェウスキー(Jerzy Olszewaki)であった．ジョン・スティール(John Steel)は研究グループの中でただ一人生存しているが，現在は太平洋に浮かぶグアム島に住み，原住民のチャモロ族にみられるALS・パーキソニズム・認知症が組み合わさった疾患について研究を続けている．彼のそこでの"神経学におけるゴーギャン"としての生活は，オリバー・サックスが著書『色のない島へ』の中で描写している．

ジョン・スティールによると，グアム島の人々が「Lytico-Bodig」と呼ぶ運動症状をきたす疾患はPSPに似ている．また，Lytico-Bodigの患者の様子は，オリバー・サックスが『レナードの朝』という本や映画で紹介した脳炎後パーキンソン症候群患者(蝋屈症のために動けない)の様子に似ている．グアム島住民の患者の病理は，本質的には，アルツハイマー病やPSP，脳炎後パーキンソン症候群の特徴をもつタウオパチーである．ALS(筋萎縮性側索硬化症)と合併したPSP類似の神経変性疾患が特定の地域

に集積している問題については，episode 14 で取り上げる．

　スティール，リチャードソン，オルシェウスキーらは PSP のユニークな特徴を指摘して，この疾患をパーキンソン病とは区別した．ダドリー・ムーアは PSP で死亡した有名人の一人であるが，そのことで PSP という疾患は，それまでのあいまいな概念から，「はっきりした顔」をもつことになった．そして PSP を「独立した」疾患であるとして擁護する大規模な支持者団体もある．PSP は行動障害や進行性失語と関係するのだが，実際の症例で症状として記載されることは少ない．認知機能の問題については，スティールらによる原著にはっきり記載されており，その後の報告例にも記載がある．「皮質下性認知症」の原型として考えている研究者もあるが，多くの研究者は運動障害のみを呈する疾患と考えている．確かに，すべての PSP 症例でカーロのような典型的な FTD の行動障害がみられる訳ではなく，最初に運動障害がみられる場合には，無能力，無動となるために行動障害を呈さないし，窒息のために死亡することもある．その一方で，多くの FTD 症例では，疾患が進行すると，「PSP に似た症候」を呈する（episode 3, 6, 16, 18 を参照）．多くの患者は徐々に構音障害（不鮮明な発話），失語，緘黙状態となり，ピック・コンプレックスの言語面での要素を示すようになる．

　先日，私は友人の一人で優れた神経眼科医でもあるモントリオールの医師から連絡を受けた（特徴的な上下方向の注視障害のために，モントリオールでは神経眼科の専門家が PSP を診察する機会が多い）．彼は「君が同じ家族の他の前頭側頭型認知症の患者を診察した，という女性の PSP 患者を診察する機会があったが，彼女は PSP とは違うようだ」と言った．その女性患者は，episode 10 から 12 に登場するレイチェル，ベッキー，ゴードンのいとこであることがわかった．興味深いことに，この家系の神経病理所見は PSP ではなく，ユビキチン陽性の神経細胞内封入体を伴う運動ニューロン疾患（ALS）であった．FTD の別の家系では，最初の症候が PSP を示唆する患者がみられる場合もある．これは同一家系内に二つの異なる神経変性疾患が存在することを意味するのだろうか？　それらが同一疾患の異なる表現型である，という可能性もある．また，一見すると全く異なる ALS と PSP の病理は，以前に考えられていたよりも相互に関係

し合っており，これらの疾患の原因を探求する糸口となりうる，という可能性もある．最近，タウ陰性の病理を示す第17番染色体に連鎖した疾患の家系で，プログラニュリン遺伝子の変異が発見された．第17番染色体にはタウ蛋の遺伝子が存在するので，この遺伝子の発見も，先に述べたような疾患の関係を示唆するものと考えられる（詳細は解説編「歴史上・生物学上から見たFTD/ピック・コンプレックス」を参照）．

PSPの基礎的な生物学については，かなりの研究がなされているが，大脳皮質基底核変性症（CBD）でみられるのと同様にタウ蛋の異常が認められている．ここで詳細に立ち入ることはしないが，4リピート（4R）タウというタイプの蛋白が過剰に蓄積することが，CBDとPSPに共通している．遺伝学的研究，組織化学的研究からも，両者の重なりが示されている．再三再四，われわれは，CBDとPSPに共通する臨床的特徴を見出し，これらの疾患をCBD/PSPとしてピック・コンプレックスの一種として位置づけてきた．例えば，ある神経内科医からCBDとして私たちに紹介された患者では，私たちの施設で運動障害の専門家が診察したところ，よりPSPに典型的な症状がみられた．私たちは，この二つの疾患の密接な関係について認識し続けながら，診断について何度も議論を重ねた．結局，病理所見はCBDであったが，病理学者の間でさえも，両疾患を区別することについては議論がある．両疾患が異なるということが強調されてしまっている．

典型的なPSP症例が進行性失語，あるいは行動面の障害を呈すること，PSPの症候がピック・コンプレックスにおけるさまざまな病理とともにみられること，これらについての知見が増集積されている．しかしこのために介護者や，診断上の区別についての議論といった最新情報に通じていない医師の間でさえ，混乱が生じていることも事実である．介護者が「患者がPSPであると言われているのに，どうして病理の報告がCBDとなっているのか？」と尋ねるのも，もっともである．その問いに対する答えは，CBDの症例も，PSPの症例も，生前の症状は似ており，剖検を行ってもなお，区別することは間違いなく難しい，ということになるだろう．同じ疾患でも，さまざまな臨床的な表現型がある，と解釈されるのが正しいと思う．

episode 9

セクシーな老女

性行動亢進
hypersexuality

　待合室からガラガラ声のグウェンのおしゃべりが響いてきたとき，大急ぎで迎え出て診察室に招き入れないと，彼女はそこで大そうな見世物を演じて，何の懐疑心も持たずに待っている他の患者を仰天させてしまうことになる．私が待合室に出て挨拶をすると，彼女は鼻歌を歌いながら，挑発的に上半身をゆすって私にお尻をぶつけてきた．彼女の娘たちは，謝罪と困惑と怒りが同時に混じり合ったような表情をしていた．脱抑制と判断の拙さに特徴づけられた奇抜な行動が確実に悪化しているという話をする中で，娘たちが頻回に繰り返した「あの人にはどう接したらいいのか全くわからないわ」との発言に，彼女たちの絶望が表れていた．グウェンは72歳の独居女性であるが，本人の行動が社会的にも個人的にも重大な結果をもたらすようになり，監視の必要性が増しつつあった．

　長女の記憶によると，「最初に気になり始めたのは5年くらい前です．そのとき，ダンスクラブに加入して，クラブで行くクルーズ旅行のチケットを14,000ドルも出して買ったのです．この金額には，"エスコート"の必要経費が含まれていたために，本来払うべき金額の3倍に膨れ上がっていました．すぐにBetter Business Bureau（訳注：本邦の国民生活センターに相応）に電話をして，この取引の決済を止めてもらいました．同時に警察に連絡して，母にこの旅行には行かないほうが賢明である理由を説明してもらいました．警察の人は『まあ，行ったら』としか言わなかった，と母は私たちに話しました．その後，母は孫と孫の友達と一緒に別のクルーズに出かけ，『皆，私が孫とセックスしに出かけたと思っているの』と豪語

していました．ごく最近では，母の家に窓か何かを取り付けていた 38 歳の男性をメキシコへ一緒に旅行するように誘い，母がすでに二人分のチケットを買っていたので，私たちが介入してお金を取り戻すはめになりました．母は性的な事がらに関して強迫的となり，絶えず性に関することを口にするようになりました．孫に対して，突然，何の脈略もなしに，『レスビアンはどうやってセックスするのかしら』と聞きました．このような言動は非常にばつが悪いので，孫たちは母と一緒にいることを避けるようになりました．」

　お金とセックスに関するグウェンの拙い判断のために，大騒動が絶え間なく生じた．彼女は見知らぬ若い男を家に招き入れ，その男に 6,000 ドルに相当する保冷庫を買うように言いくるめられたため，娘たちがまた苦労してそれを阻止した．娘たちの概算によると，彼女は貯金のうち 10 万ドルを使い果たしてしまった．このような対立が数回あったことから，グウェンは，娘たちが彼女の金目当てに彼女を介護施設に入所させようと目論んでいると信じ切ってしまったが，彼女の観点からすれば，この考えは必ずしも全面的に理不尽であるとはいえない．

　さらに，とは言えないまでも，同様にハラハラさせられる問題は，グウェンの突拍子もない運転だった．彼女は常に後方など見ないで車線変更し，路側帯を彼女専用の車線であると勘違いしてそこを運転したことが 1 回あった．他人のサイドミラーをひっかけ落としたときは，なんとかその状況からは言い逃れることができた．また，赤信号を突っ切って他の車 2 台にぶつかったときは，彼女はそんなことはしていないと言い張ったが，娘たちはその事故報告を読んで真実を知った．どういうわけか，彼女は一度も告発されたことがなかった．さらに，娘たちは患者が車のギアを入れることや，家のサーモスタットを合わせることにすら難儀することに気がついた．

　グウェンのマナーの悪化するさまはショッキングなものであった．あるとき，孫が彼女からの電話に出て，伝言を残したいかどうか尋ねたところ，「くたばっちまえ」と言われた．彼女は見知ぬ他人にも失礼な態度をとることがあり，列で自分の前に並んでいる人に向かい，「なんでこんなものを買おうとしているのよ」などと聞く．相手に舌を出しながらしかめ面で他

人を睨みつけ，また，ターバンを巻いた人たちについて人種差別的発言をした．彼女はイライラしており，簡単に激怒し，娘たちには「失せろ」と言い，娘たちの提案には難色を示した．自分を清潔に保つことを怠り，手を洗わず，着衣もめったに変えず，自分の家の掃除もしなかった．時々，トイレの便座が汚れていた．

　私のクリニックの診察室でも，グウェンの奇怪な行動が数多くみられた．彼女はやけになれなれしく振る舞い，「私の頭がおかしいと思っているのでしょう」と繰り返した．娘たちへの態度は粗野で，彼女らを「きちがい」と呼び，娘たちの言うことすべてを「ばかばかしい」と表現した．私はすぐに両者を別々に離す必要を感じた．診察の間，彼女は意味ありげにからだをくねくねさせ非常に気が散る様子であった．奇怪な行動とは裏腹に彼女の見当識は正常であり，言語障害もなく，MMSEでは，衝動的な描画と注意障害のために数点を失ったが，得点は正常下限ぎりぎりの 26/30 であった．たとえ認知が保たれていても，彼女の運転上の問題をオンタリオ州に報告せざるをえなかった．この州は，運転の安全が懸念されるようになったときに，主治医が報告するように義務づけている．

　運転免許証を失った後，グウェンは非常によく歩くようになり，時に線路内や高速道路の路側帯を歩いた．タクシーは使いたがらないようであった．衝動的にゴルフクラブに加入したが，あまりプレーはしなかった．娘たちが耳にしたところによると，彼女が人をののしり，皆から避けられたからだった．彼女は，ダンスと浮気の機会にありつくために在郷軍人ホールに足しげく通った．娘たちが特に動転したのは，彼女が自分より若い 50 代の男を一緒に連れて帰り自分のベッドに寝かせたときで，その男はホールで出会ったアルコール中毒患者であった．グウェンは自分が招いた状況がどのような結末を生じる可能性があるのかを感じ取れないようであった．また，彼女の健康と安全に関しても懸念が生じた．それは，彼女が鶏肉を包んでいた古いスーパーマーケットの袋を再び使ったからである．冷蔵庫には食物が溜まり腐っていった．彼女の食習慣は画一的で，いつもじゃがいも 2 個，バナナ 2 本，リンゴ 1 個とクッキーばかり買っていた．娘たちは食事の宅配と掃除婦の派遣を始める手配をしたうえで，自分たちはグウェンが受け入れる範囲でなるべく彼女の家に立ち寄るように

した.

　私がグウェンを診察して3年目に,彼女が痩せたことに気がついた.不適切にふざけて下品だが,彼女の言語はいまだにきわめて流暢であった.彼女は人をからかうような小賢しい調子で早口にしゃべり,一方で,運転免許証を失う経過に私が何らかの関与をしたことを覚えていて,私に対して腹を立てていた.今や彼女は軽度の意味性失語,つまり,語の意味の理解障害を呈していた(episode 5を参照).この症状は,「シマウマ」や「壺」のように使用頻度の低い名詞を理解し定義すること,そしてそれらの絵を見て呼称することができないという症状である.依然として見当識は保たれており,最近の出来事も理解していたが,その理解の仕方は,若干,細部にとらわれて融通が利かないものであった.時々,彼女は質問を無視して,関係のない他のことをしゃべり続けた.

　発症後9年が経ち,理解力がさらに低下し,自分の日常活動を企画することができなくなり,精神科施設に入所した.食事の準備ができなくなり,時には食器を洗わないまま,または,洗い方が不十分なまま片づけてしまうことがあった.介護施設に移された際は,新しい環境に適合してトランプゲームとビンゴを始めた.本も読んではいたが,理解はしていないと娘たちは考えていた.軽い精神安定薬により,落ち着きのなさと興奮が改善した.

　この症例やFTDの多くの患者は,はた迷惑なほどに抑制が外れた性行動亢進を呈することがある.これはクリューヴァーとビューシーの実験における両側側頭葉切除例における行動に類似性がある.中高年における性行動亢進は実際のリビドーの亢進よりもむしろ言葉で表現されるものが多いが,時には性別にかかわりなく,露骨に性行為が始められることも少なくない.多くの場合,脱抑制と判断力低下による他の症状も伴っている.性器,乳房,ブラジャーに固執することが取り立てて多い(episode 15を参照).性について絶え間なく話すだけの患者もいれば,きわどい冗談や内容を口にする者もいる.その他の患者は他人に触る,胸の谷間を覗き込む,着衣をまくりあげるなどの行動をとる.性的な意味合いを帯びた冗談は他の数々の脱抑制行動と重複する点があり,これらは前頭葉病変と関連を有

し，これらは不適切なふざけ症，または，"Witzelsucht"（洪水のような冗談と訳される．episode 12, 13 を参照）と言い表される．患者の中には，いろいろな程度に着衣がはだけた状態で家族の目の前を家中歩き回る．性行為がまだ実際に行われている場合でもその頻度はしばしば少なくなり，短時間に済まされ，気持ちも込められず，前戯もなく，相手への思いやりもない．つれ合いは，このようなありがたくない変化に対して，恐怖と，嫌悪と，疎外感と怒りを同時に感じながら対処せざるをえない．公の場におけるこれらの行為はあまりにも奇怪で場違いに見えるため，危険な性的脅威と感じ取られることは少なく，行為が子どもに向けられた場合を除けば，むしろ困惑や憐みの情を引き起こすことが多い．性行動亢進は，時に右前頭葉や前部側頭葉の腫瘍または脳血管障害，レボドパやドパミンアゴニストを内服しているパーキンソン病患者の一部においてみられる．

　私が経験した FTD 患者の多くが類似した性行動亢進を呈した．

　……性的なコメントや冗談を言い，孫たちの性生活について質問する……「私のおっぱいが突き出ているから仰向けになれない」……見知らぬ男性に不適切な性的なあてこすりを言い，診察室で主治医にいちゃつく……セックスのことばかり言う……入っている介護施設の男性入居者に対して不適切な性的接しかたをする……テレフォンセックスに電話したことがあり，性的な発言をする……夫の会社の従業員に自分の性生活について話をする……寝つきが良くなるからと言い，夫に毎晩セックスを求める……家族の前に半裸で現れる，乳房とブラジャーのことに取りつかれている，セックスに関したことを孫に言う，自分の乳房がかっこいいかと義理の息子に聞く……セックスに関連したことに取りつかれていて，絶えずセックスについて話す……他人の性生活に興味を持つ……性的含みのある冗談を言う，性的欲求が亢進している……自分の性器によく触り，毎日"やりたがる"……不適切にいちゃつく……ティーンエイジャーの男の子の写真に取りつかれている……他人のベッドに潜り込んでくる，性的な行為にはしる……他人と"親密に"なろうとする……家族に性生活について質問を始めた，買い物中に奥さんとセックスを始めようとした……"最近（セックスから）ご無沙汰なのよ"と他人に向かって言う，人にブラジャーを見せるためにシャ

ツをまくり上げる……公の場で見知らぬ女性に向かい明らかに性的な提案をする……性的に攻撃的である……いつもポルノを見ている……店の中にいる他人に"私の主人は私が裸になるのが好きで……"と言う．

　このグウェンの話は介護者が直面する可能性が高い経済的・倫理的・感情的摩擦についての示唆を与える．彼女の娘たちは，自分たちがどうしようもない状況に置かれていることはわかっていた．娘たちは，金銭，運転，人間関係に関する患者の拙い判断の結果から母親を守る必要性を感じているが，患者本人はそのどれも欲していない．このような患者は，患者の衝動的な意図に基づく誤った金銭の使い方を阻止しようと努力する親族や介護者に対して妄想を抱いていることが多い．時々，患者は親族が単に多くの相続金を欲しがっていると信じ込むが，この動機に関するこじつけは，場合によっては理にかなうように思えるときもある．主治医および協力関係にある医療従事者は，これらの金銭的問題による混乱の真っただ中に巻き込まれることがある．彼らは患者の擁護者でもあるので，患者の独立性または経済的自立性を安易に奪い取ってはならない[20]．判断力の低下が表面化していない場合，しばしば患者は何とかして理屈を通してしまう．通常，他の社会的不適性が明らかになるまでは，資格喪失が認可されることや，それが公的に宣告されることはない．さらに，これらの患者の認知能力は比較的正常に保たれていて，MMSEなどの認知症スクリーニング検査得点は正常域に留まることがある．多くの司法機関では，資格喪失の証明に関する基準がより厳しくなり，さらに場合によっては特別な訓練を積んだ検査士の存在を必要とするが，昔は主治医からの手紙があれば十分であった．

　グウェンはさらに，型にはまった食習慣（大食ではないが），衝動的徘徊，住まいや自身の清潔無視など，FTD/ピック病を特徴づける症状も有していた．病期の後半になると，意味性言語障害の特徴も有するようになった

20：金銭問題を解決するために必要となる患者の能力判定と法的手続きには，高額な費用がかかり困難を伴うので，金銭に関するすべての問題に対しては，病気が進行しないうちになるべく早期に後見人を任命することが一般的に効果的であり強く勧められる．

(episode 5, 6を参照). 彼女が最終的に入院せざるをえなかったのは, 彼女の生活環境が悪化して自宅が「お化け屋敷」のような状態になったからであった. 次のepisodeでは, この患者の男性版について記載する.

episode 10

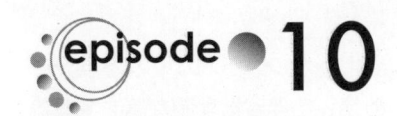

樽に住む男

老年期隠遁
senile squalor

　グレゴリーはグウェン（episode 9 を参照）の男性版に相当する人物で，二人は決して会ったことはなかったが，その年齢と行動は彼女に酷似していた．彼は第二次世界大戦で活躍したさっそうとした若き英雄で，東ヨーロッパのパルチザン軍で少佐にまで昇りつめた．カナダでは彼は一市民，そして機械技師として働き，私のクリニックで初診する 11 年前に退職した．そのときに最初の妻と離婚している．グレゴリーは高級な洋服，美食とダンスを好む小粋な男性で，ガールフレンドをつくり，2 年後に彼女と引っ越してきた．彼は浪費家で，洒落た食事を彼女に作るのが好きだった．問題が起こったのは，彼が身なりを構わなくなったことに始まった．時々彼は洗濯やベッドメイキングや部屋の片づけをしようとしなかった．彼は服を着替え，風呂に入るように言われなければならなかった．ポットと鍋をガス台の上，皿は流し台といった具合に，彼はすべてのものを置きっぱなしにした．流し台がいっぱいになると，彼は汚れた皿を浴槽に放り込み，掃除をする人を雇うと約束した．一度彼が素晴らしい料理を作っている間にボヤを起こすと，彼のガールフレンドは同じ建物内の別の部屋に彼を移させた．彼女は彼の不適当で衝動的な出費と 34,000 ドルのクレジットカードの負債に気がついた．彼はベニヤ板 100 枚を投機目的で買ったが，倉庫を用意していなかった．3 週の間，宝くじで毎日 100 ドル使った．また，テレフォンセックスのサービスに 600 ドル使った．些細なことで一日に 7, 8 回，彼女に電話するようになった．大型犬を飼い，餌と一緒にベランダに置いたが，水は置かなかった．犬が吠えて騒ぎになり，動物

愛護団体が犬を連れ去ってしまった．

　グレゴリーのガールフレンドはこのように手がつけられなくなる状況になる前，何年もの間彼が多くの性的ほのめかしを伴った卑猥な話をすることを好んでいたのを思い出したが，最近になって，言う相手や言う内容について見境いがなくなったことに気づいた．彼の性的衝動は増大し，セックスや彼のガールフレンドの体について友人や見知らぬ人に話した．以前には身なりが良く，好みがうるさく，事あるごとにタキシードを着ていたものだが，今スリッパを履き近くの街角の店に現れ，だらしなく着た部屋着の下には何も着ていなかった．また，あるときにはサテンのボクサーパンツのみを着て，ガールフレンドの家に行き，しばしばそこですべての着衣を脱いでしまった．夏には裸でベランダに寝た．

　グレゴリーは何年にもわたって常習的にレストランから袋入りの砂糖を持ち出し，お金は払ったと言い訳していた．以前ガールフレンドと外出したとき，マスタードを容器ごと持ち出そうとした．とうとうグレゴリーは彼女の職場から商品を持ち出して捕まり，警察に拘留され裁判沙汰となったが，有罪にはならなかった．喫煙は危険なものとなった．彼女の家具にいくつも煙草の焼け焦がしをつくった．アパートから引っ越す際に，ガールフレンドは彼が煙草で焼け焦がしをつくった家具をすべて送った．"一日に数杯の飲酒は健康によい"とテレビで聞くと，衝動的に酒を飲むようになった．レーズンをジンに漬けた飲み物を一日に9〜10杯飲んで，「これで関節炎がよくなった」と言った．

　グレゴリーはこれまで車で事故を起こしたことはないと主張していたが，ガールフレンドは彼が他の車に衝突し，また，あるときには彼女の車にバックで衝突した事実を挙げた．グレゴリーは車のブレーキの機械的な故障のせいで，たいしたことはないと言って問題を過小評価しようとした．車の運転をしながら煙草を吸うので，孫たちは彼が運転する車に乗るのを怖がった．何度かの接触事故の後，運転免許は停止されたが，ビンテージのキャデラックとマスタングの運転を続け，9台の自転車を買った．

　老年科の診察ではスクリーニングテストで認知機能は正常であり，理性的で財産の管理能力があるとみなされた．彼の行動はMRIで脳に白い点状の病変があるため血管障害が原因とされた[21]．3か月後に彼は人前で放

尿したことで警察に逮捕され，精神鑑定を受けるため救急診療部に連れていかれた．彼はまた，レストランで大便を失禁しており，これは以前に診断された腸管障害（憩室炎）によるものか，あるいは彼が大量のオリーブやひまわり油をサラダやパンとともに摂取したためである可能性が高い．

老年精神医学チームが自宅でグレゴリーを診察した際，アパートは完全な無秩序状態で，衣服，箱，ビニール袋などがいたるところに散らばっていた．流し台と浴槽の中に皿が山と積まれ，冷蔵庫の中の食料は古くなり賞味期限が切れていた．「ここの建物にいる誰かが明日やってきてこの場所をきれいに掃除してくれる予定で，時間は15分もかからないだろう」と彼は言った．精神科医が特に懸念したのは彼が煙草を立て続けに吸うことと，くずかごのティッシュの一部に火が付いていたことである．グレゴリーは「老年期隠遁」と診断され，精神病院に入院した．

入院後，グレゴリーは「高レベルな」患者とみなされ，病院の談話室に行き，テレビを観ることを好んだ．彼は他の患者に親切で，好んで話しているように見えた．彼の唯一の不適切な行動は女性の体の部分に関する会話であった．たとえば，彼は女性看護師に「君のおしりが好きだよ」と言う．神経心理学的診察では認知機能や遂行機能は驚くほど保たれていたが，躁病の検査では得点が高く，「誇大妄想気分」を示唆していたし，衝動性をみる検査の成績も高かった．彼は質問に必要以上に詳細に答える傾向があった．FTDが疑われ，彼はわれわれのクリニックに紹介された．

初めて会ったとき，グレゴリーは感じがよく，おしゃべりだが，いくらか話にまとまりがなかった．ダブルのスーツに蝶ネクタイをしており，外観からは認知症とは程遠く，時間，場所と人の見当識はよく保たれていた．最近の世界情勢をよく知っていて，国際政治とバルカン半島情勢についてたいていのカナダ人よりよく知っていた．たとえば，ブッシュ大統領がロシアでプーチン大統領と核条約について協議したことを覚えていた．グレゴリーは過去の病歴を正確に思い出したが，なぜ施設に入れられなければ

21：これら白い点状の病変，高信号域，または未確認の明るい物体（unidentified bright objects）はしばしば正常な老化でみられ，その重要性について議論が続いている．しばしば病気の原因として拡大解釈される．

ならないかを深く考えなかったし，精神科医が彼のことを"放火魔"と呼んでいることをひどく嫌がった．グレゴリーは火事と煙草の焦げ跡を視力が悪いせいにした．簡易知能検査（MMSE）の成績は正常で，遅延再生で一つだけ思い出せなかった．

　1年後，グレゴリーの認知機能は低下し，神経心理学的検査では入院時より著明で広範な認知機能の変化がみられた．重度の行動異常があり，発症時と病初期に記憶，視空間機能が保たれていたことはアルツハイマー病よりFTDに，より適合していた．残念なことに彼は数年後に亡くなり，剖検は行われなかった．

　清貧の誓いを立てた古代ギリシャの哲学者ディオゲネスは，樽の中に住み，ランプを持って正直者を探し求めたが徒労に終わった．彼の名前は幾分不当にも老年期隠遁に結びつけられ，「ディオゲネス症候群」（Diogenes syndrome）としても知られるようになった．その診断は，掃除や住まいや身の周りを許容できる程度に整えることをしなくなり，最後にはまったくの隠遁の状態で暮らすところに行きついた個人に対し適用される．家族の援助や社会的支援はしばしば拒絶される．彼らはいかなる物も処分せず，不用品をため込み，お金を持っていたとしても他人のゴミをあさる．認知機能は全く障害されていない場合もあり，紙，箱や期限切れの薬や食料を含む集めた物の山の中でも何とかやっていくことができる．彼らの収集はしばしば過剰な性格特性（個性）とみなされる．強迫性障害（episode 4 参照）や貧困妄想がある場合がある．老年期隠遁やディオゲネス症候群はたいてい独居している個人に起こる．高齢のFTD患者の一部は病初期にホームレス（路上生活者）となるが，ある年齢を過ぎても路上で生活するのに十分な実行機能と強さをもつことはめったにない．より若年のホームレスの隠遁は妄想型統合失調症やアルコールや薬物依存のような他の精神疾患としばしば関連している．

　収集は極端な倹約やお金を使うことができないことに関連しているのかもしれない．収集や極端な倹約をする人々はお金や貧困にとらわれていて，資産についての判断力を失っているようであった．皮肉にもグレゴリーは老年精神科医により老年期隠遁と診断されたが，彼は浪費家で，多額のお

episode 10. 樽に住む男

金を使い果たし，ちょうどepisode 9のグウェンのように隠遁者に転落した．衝動的に浪費し，それと同時に収集がみられる人は脱抑制と強迫行動を同時に患っているようである．衝動的な浪費と収集はFTD/ピック病に同時にみられる場合がある．衝動買いも過度な浪費に伴うが，収集とは心理学的ダイナミクスが異なる可能性がある．衝動的な浪費や衝動買いによって金銭的問題や万引きが起こったとき，家族は法律に触れる，触れないにかかわらず，緊急に助けを求める．

他の患者における衝動的行動と判断力の低下の例を示す．

……お金を使うのが好き……勘定の前にウエイトレスにチップをあげる……夫が定年したときに衝動的に仕事を辞める……はずみでウサギを買った……何も考えずに発言する……衝動的で見当違いの発言をする……他人のクレジットカードで大金を使った……知らない人に結婚を申し込む……何も考えずに話す……衝動的にお金を使う……あらかじめよく考えることなく人について批評をする……車をまた1台衝動買いしてしまった……部屋に入り込んで衝動的にテレビのチャンネルを変える……自転車や車の前を歩いて，左右を確認しない……駐車場では注意しないで，車を出してしまう……銀行から900ドルを引き出した理由を夫が尋ねたところ，知らないと言った……わずかな年金収入からボランティア協会や宗教団体にも多額のお金を寄付し，その総額は15,000ドルにもなった……ATMから数百ドルを数日間立て続けに引き出そうとした……義理の息子が建築の仕事をしていてわずかな費用で手配できるのにもかかわらず，見知らぬ人の言い値で6つの窓に9,000ドル使った……趣味の一つは買い物に出かけて，特売品を買って家に帰ることである．しかしむしろ不適切な量の特売品を買っているように見える……500ドルで必要のない掃除機を買った……800ドル相当分のグリーティングカードに，4,000ドル相当分の本を所有していた……ペットショップで何か柔らかくて，ふわふわしたものを欲しがった……車を買う余裕もないのに妻に一言も言わずに車をもう1台買った……食料品の代わりにホッケーカードを買った……無駄遣いが多くなり，1か月に数回教会や慈善団体に寄付した，それもしばしば電話で……数百万ドル獲得したと通知された後インターネット詐欺で5,000

ドル失い，まだ銀行に借金がある……

　グレゴリーやグウェンの例のように，その他の点では理性的で認知的に問題のないような患者による家計的な困窮，衝動的な支出と収集は，家族や介護者との対立につながる．このような患者は彼らの無駄遣いについて表面上はもっともらしい言い訳をするかもしれない．彼らは不適切な行動を合理化する傾向がある．グレゴリーは自動車事故を否定し，運転免許停止になったことやタバコの焦げ跡，ボヤを視力の問題のせいにした．認知機能が比較的保たれているが洞察力が欠けている患者は，彼らの行動を正当化しようとしたり，または否定しようとして介護者や医者と口論する．このような患者，特に認知機能検査でよい成績をとる人に出会った医者は，介護者が不満を訴えている（患者の）行動が奇行を単に誇張されたものではないかと思ったり，介入するのを躊躇するかもしれない．奇行と行動異常との間にはかなりの重複がある．しかし多くのFTD/ピック病の例では，自分の身の周りに対する無関心，判断力の低下，財産の管理能力のなさと社会的な不適当さからくる深刻な結果から，介護者は患者との大きな対立を経験しなければならない．時には同僚，警察や社会福祉機関が動くこともあろう．

　遠方の親類は問題を十分に理解できないかもしれない．時々2組の介護者や親類が対立して代理権や相続でもめることがある．よくあるパターンは正式な取り決めもなく患者の世話をしてきた内縁の妻や夫が患者のそばにいない子どもたちとの法的係争を解決しなければならないものである．このような介護者たちは他の親類から金銭的な利益を得ようとして演じているのだと非難されるかもしれない．最近話題になった例として映画『狼よさらば』で有名な俳優チャールズ・ブロンソンの財産をめぐって，6人の子どもとアルツハイマー病を患っている間世話をしてきた3番目の若い妻との間の争いがある．死ぬ間際の，彼の望みは自宅で死ぬことであったにもかかわらず，子どもたちは生命維持装置をはずすことを認めようとはしなかった．より最近の例としては，大いに報道されたテリ・シャイボの夫と両親との間の栄養チューブを維持するかどうかをめぐっての争いがある．彼女の夫もまた金銭的な動機のためと非難された．遺言と代理権は，

さまざまな状態における医療のレベルについての事前指示書によって補完される必要がある．この指示書は「リビング・ウィル」と呼ばれ，病気により判断力が奪われる前に準備されたとき，後の係争を避けるのにとても有用である．

episode 11
法をめぐるトラブル
社会的問題行動
social failure

　ゴードンは39歳のビジネスマンであったが，人格行動の変化が原因で職業生命と家庭が崩壊するに至った．彼は社会に適合せずに脱抑制的，保続的となり，数回にわたり仕事上の判断を誤り，その損失を補てんするために家族からも多額の借金をした．その後，破産して詐欺罪で告訴された．症状が出現してから2，3年後，喚語困難ともの忘れを主訴にして神経学的検査のために私のクリニックを紹介され受診した．ゴードンの「もの忘れ」はどちらかというと，出来事の記憶喪失ではなく，不注意，無視と保続的・反復的行為などの一連の症状群を意味するものであった．その時点では，まだ車を運転し，学校に子どもたちを迎えに行き，見当識は完璧に保たれていた．家族の記憶によると，病初期にはやや取り乱したような不必要な電話をあらぬ所に何回も繰り返しかけたことがあり，このことはゴードンの性格に全くそぐわないものであった．そのほかにも奇怪な行動が後に記録された．たとえば，診察をしてくれた内科医にお金をせびったことがあり，この行動は他のどの症状にも増して紹介のタイミングを早めることになった．
　すでに，彼は妻と別れていたので医療面接には一人で来て，他の誰かの同行をわざわざ頼むことはしなかった．紹介状以外に病歴に関する他の情報源がないことは不利であったが，類似症状を呈した彼の父親と伯父を15年前に診察したことがあり，疾患に家族性があることはわかっていた（episode 14を参照）．その後，疎遠になっていた元妻に電話をした際，ゴードンのことはあまり話したくない様子ではあったが，衝動性や思いやりの

なさなどの性格変化は，おそらく彼の社会的脱抑制が問題になる前に発症していたと語ってくれた．

　神経学的診察に際して，協力的ではあったが，何度も立ち上がるなど落ち着かなかった．頻繁に話題を変え，話の脱線，保続，不注意，場違いな発言のために，病歴聴取は聴取者を非常にいら立たせるものであった．まるでゴードンには専用の話題リストがあるようであった．私の質問に答える代わりに，もうすでに話題にした自分の症状に関する心配と現在の経済状態について繰り返し話した．しばしば立ち上がり，診察室を出て行き，歩き回った．部屋に戻ってきても，注意が散漫であり部屋の中のものを衝動的に触った．正しい見当識を有していたが，最近の出来事の詳細は覚えていない様子であり，頻回に喚語困難を呈した．

　さらに数種の原始反射が陽性であることから，前頭葉の抑制機能の減衰が推測された．その１つがいわゆる"手掌頤反射"であり，彼の手のひらをこすると下顎の筋が不随意に収縮した．この現象は高齢者においては時にみられる所見であり必ずしも異常ではないが，39歳の人においては疾患の存在を明らかにする証拠となる．脳波（EEG）[22]は正常であったが，MRIにて主に左前頭側頭葉に萎縮がみられた．正式な神経心理学的検査においても，IQ，視空間認知，記憶，計算は正常であった．しかし，複雑図形を模写しようとする際の拙さ，余計な部分の混入，保続の傾向などは前頭葉障害の特徴であると考えられた．注意，集中力，抽象化，理論づけという，集合的に前頭葉の実行機能と称される領域が障害されていた．

　ショッピングモールで盗みを働いて捕まった際，警察は精神鑑定のためにゴードンを病院に連れてきた．その後も不適切な行動が続くために，入院を続けることになった．最終的に彼は介護施設に移され，そこでも落ち着きのない状態と，無関心・無感情の状態を相互に繰り返した．歩き回っては他人のプレートから食べ物をつかみ取り，特にクッキーを盗むことが多かった．その後，しゃべらなくなり，車いす生活となった．ゴードンは45歳で死亡したが，それは発病８年後のことで，父親と同様に，クッキー

22：脳の波（脳波）は初期の段階では正常であることが多く，初期から異常を呈するアルツハイマー病と対照をなす．

による窒息が原因であった．剖検での彼の脳は，ユビキチン陽性・タウ陰性の細胞内封入体を有するピック病の亜系を示していた．これは episode 1 でみた病理所見，および，剖検に付される FTD 患者の半数以上の病理所見と同じである．家族歴では，先に述べた父親と伯父だけではなく，叔母3人と，その後に姉妹のうち2人が同様症状を呈し，これは当疾患が優性遺伝のパターンを呈することを示す（episode 12, 13 を参照）．

　人格変化と社会的不適切さに，意思決定，計画，判断などに関する能力低下が加わると，多くの若い FTD 患者では仕事と結婚生活が破綻する．現在一般的に"遂行機能（executive function）"と呼ばれている，判断と計画性などの障害が初発症状となることが多く，そのうちに人格変化と奇妙な行動が加わり，仕事と社会的関係を破綻させる．FTD では万引きがよくみられるが，それは誤って"病的盗癖"と呼ばれることがある．精神医学的に定義される病的盗癖は盗みに伴うスリルを経験することへの抑えがたい衝動に基づくが，FTD の万引きはむしろ触ってかき集める衝動に，おそらくより深く関連しているのであろう．社会的な脱抑制，衝動性，およびそれらの結果に対する洞察の欠如も，少なくとも同様に FTD のこの症状に寄与する因子である．

　限定された"真の"病的盗癖は一種の強迫行動であり，低年齢層に始まり一生続く強迫観念としてみられる．ほかのタイプの万引きとは異なり，金銭的な収益や所有し抱え込む欲望のために病的盗癖が行われることはほとんどない．このような症例（ごく最近では，有名な若いハリウッド女優の例がある）が快感を覚えるのは，その物品を所有することではなく盗むことのスリルであるので，しばしば盗んだものを捨てる．捕まった後もこの行為を繰り返し治療に抵抗することがあるのは，盗むという行為が患者の根底に存する問題や神経症に対して，"（麻薬で）ハイになること"や"ヤク（麻薬）を打つ"ことに相当するからである．その他の悪名高い症例として，ダイヤの指輪の窃盗で逮捕されながらも，うつ病のせいにしてうまく逃げおおせたカナダの政治家がいる．彼は最近政治界に浮上し再び立候補したが落選し，有権者がそこまでだまされやすいわけではないことを示した．ちょっとしたちょろまかしや自分のものではない物品を衝動的に手に取る

ような症状のほうがFTD/ピック病患者により特徴的である．多くの場合，介護者はこの行動に気がついており，これを防ぐために対策を講じる．ゴードンのように自活している若い患者のほうがよりトラブルに巻き込まれやすい．

　反社会的な行動は法との衝突に至るが，多くの場合，他の行動も同様に奇妙であることが警察，弁護士やその他の司法当局の目に明らかとなる．FTD患者は万引き程度のことはするが，有名な社会病質者，たとえば，ベビーフェイス・ネルソン（1930年代のアメリカの銀行強盗），テッド・バンディー（アメリカの連続殺人鬼），やカーラ・ホモルカ（カナダの連続殺人鬼）などのように強盗や殺人を犯すことはない．episode 10のグレゴリーのような高齢のFTD患者はめったに告訴されることはなく，奇怪な言動を呈する若い患者も，結局は救急外来や精神科施設に連れていかれることが多い．これらの患者には，反社会性パーソナリティ障害，境界型パーソナリティ障害，社会病質などの病名が誤って用いられる．しばしば，親族や心配した友人は，患者の行動がその性格からは予想すらできないものであると感じ，より深い医学的評価を求めてくることがある．法的なトラブルは社会的脱抑制，判断力低下，衝動性，洞察力欠如の結果として生じる．これは患者の病状の進行に伴って加わる行動の一つであり，一生続くパーソナリティ障害ではない．

　最近，自分の行動がどのような結果をもたらすかについて認識しているとは思えない振る舞いをする患者では，他人の"心の理論"，つまり"他人がどう思うかについて推測する能力"が欠けているといわれる[23]．簡単にいうと，これらの患者は首尾一貫して法外なほど思いやりがないということである．前頭葉障害を有する患者は自分の過ち，罰，または報酬から学ぶことがなく，長期的な損得を考えずに眼前のもうけのために不適切な判断をする．われわれのサポートグループに所属する介護者からの質問に，

23：心の理論は従来，社会の統合性，文化に特異的な規則，教育などにより賦課された"超自我"と呼ばれていた．このフロイトの公式は，衝動的で意識されない"イド"が根源的な本能や欲望により駆り立てられ，"超自我"によりコントロールされ従属化されるというものである．しかし，この考えはあまり好まれなくなり，認知科学に対する実験的なアプローチに基づいた他の概念に置き換わっている．

「自分がしたことや言ったことがどのような結果をもたらすのかをどうしてわからないのかしら？　耳が聞こえないわけでも目が見えないわけでもなく，自分が何を言っているのかが自分でも理解でき，周囲の人からの不信感と拒絶に満ちた反応を自分で見ているはずなのに，なぜ社会的に犯した過ちとそれがもたらした混乱から学ばないのかしら？」というものがあった．このことは衝動性やかつて判断力欠如と呼ばれたもの，フロイトの言う"イド"が"超自我"を凌駕した状態に深く密に関連している．社会病質的なパーソナリティ障害と極度の自閉症でも同様な他人への思いやりの欠如がみられ，この場合も他人の反応に関する理解が高度に障害または欠如しているが，これらは一生にわたる疾病であり，中高年で発症するものではない．

　意思決定における衝動性と判断力に関して，たとえば，カードゲームにおいてリスクと儲けを推測する能力を測るなど，さまざまな実験的方法が発案された．ベカラ(Bechara)と彼のグループが開発したいわゆるアイオワカードゲームでは，低報酬・低リスクのカードのひと山と，高報酬ではあるが高リスクのカードのひと山を用いて検査する．前頭葉損傷を有する患者では，長い目で見れば大きく損をすることがわかっていても，眼前の高報酬を求めることを抑制できない．この実験課題を行っているときの機能脳画像から，前頭葉の内側で向かい合う，底面の皮質(前頭葉眼窩面)と，感情の責任部位との連絡路が意思決定に重要であること，また，これらの部位が道徳的行動の神経学的な基盤をなすものであることが示唆された．

　前頭葉障害を有する症例を対象にした他の実験では，このような患者に社会的知識が欠けているわけではなく，善悪を判定する能力が保たれている場合すらあるが，ある行動の社会的結末とそこから生じる感情反応との間に決定的な離断があることが示された．マリオ・メンデス(Mario Mendez)と彼のグループはそのことに関した実験をFTD患者に対して行った．FTD患者は道義的な選択問題はかろうじて正答したものの，感情や感情移入に関した選択問題になると，健常者やさらにはアルツハイマー病患者と差があることがわかった．前頭葉の社会認知に関する神経回路と，本能的な感情に関する"爬虫類の脳"を統合することの生物学的重要性は前頭葉損傷例を通して最もよく理解される．それらの症例ではこの統

合の欠落が無関心，計画性欠如，社会的破綻を生じる．

　ダマジオ(Damasio)の著書である"Descartes' Error(デカルトの誤り)"(邦訳『生存する脳』)では，われわれの日々の経験とそれに伴う身体的変化の底流にある情動が，その経験を教訓とするために重要であるということが論理的に説明されている．情動とそれに伴う身体的変化は，個人の行動や意思決定が適切であるか，そしてその社会的結末が何であるかを示すシグナルとなる．その後，われわれが同様な状況に直面したとき，いかに反応し，そしてその反応に基づいてどのような理性的な意思決定を下すかは，そのような状況を上手に経験し，社会的な枠組みの中で適切と考えられる反応を示す能力に依存している．哲学者デカルトは，人間が人間である本質を合理性と理性的な思考"cogito, ergo sum(我思う，ゆえに我あり)"と定義したが，ダマジオによると"デカルトの誤り"は，身体と心を分離したこと，つまり，情動に裏付けられ蓄積された経験を正しい選択に導く本能的な直感を，理性から分離したことにあるとする．このような"直感"が"考えることなき思考"といわれる即時的な決定過程において重要であることは，最近刊行されたマルコム・グラッドウェル(Malcom Gladwell)の著書"Blink"の中で強調されている．本能的に行動することは，それが正しい経験に基づく場合は有益なものとなるが，FTD患者の場合のように，誤った手がかりや偏見に基づく場合，また，衝動性がひとり歩きして駆り立てた行動の場合には，その結果は悲惨なものとなる．

　社会的知能とそれの同類の観念である"EQ(emotionally intelligence quotient)"は最近はやりの概念で，数学的・空間的・言語的認知などの一般的ないしは操作的知能と重要性を競っている．バイルン(Byrne)とホワイテン(Whiten)は，サルと類人猿において社会的操作と欺瞞がうまく機能していることを説き，それを500年前にマキャベリが政治家に勧めた方法になぞらえている．"マキャベリ的知性仮説"によると，ヒトの知能は，われわれが有する優れた"心を読む"技能により進化させられてきたという．たとえば，"彼女が，私が欲することは理にかなう，と思ってくれるといいな……"などの高次レベルの意図は，進化した社会的存在の生活の核心を成すものである．社会的知能に関するこの"心の理論"(theory of mind；TOM)仮説は，前頭側頭葉の脳内線維連絡に関連する研究の焦点

になった．この特有なヒトの心の発達のおかげで，われわれは感情移入と他人の考えに対する思いやりの良いところを選択的に使いながら，社会的問題の解決に適応できるのである．FTD/ピック病患者が失うものは正にこのとても大切な機能なのである．

　次に，社会的不適切さ，他人への思いやりの欠如，自己の行動の結末を認識できないなどの症状を呈した例をさらに述べる．

　……道路で手を振って車を止める……他人の家のドアをノックして牛乳を要求したりトイレを借りようとする……病院の通路で手を叩きながら歌う……他人の腕をつかみしゃべり始める……見知らぬ女性に対して「いい脚をしている」と大きな声で言う……ターバンを巻いている人に関した人種差別的発言をする……人に聞こえる距離で「太っている」と言う……公の場や家族の前で悪態をつく……万引きでつかまったが，専門家からの書類1枚で保釈された……下着の上に室内着を雑に羽織った格好で角の店まで行く……手で鼻をかむ……自分の娘の結婚式の最中に大声で叫ぶ……借りてきた服を返さない……家族に向かって悪態をつき，人の心を傷つけることを言う……不動産屋にいやがらせを行い，再度電話をすることを禁ずる裁判所命令が出た……勧められてもいないのに，見知らぬ人のバッグの中に手を差し入れポップコーンを取ろうとする……店員を窮地に追い込みガミガミ叱りつける……公共の場であるショッピングモールで音楽に合わせて踊る……人に向かって舌を出す……他人のテーブル席に座り，断りなしに新聞の一部を取ってしまう……自分の車の損傷について嘘を言う……連合の代表者を自分のアパートに監禁する……店の中で大騒ぎする……人前でおしっこに行きたいと宣言する……代金を払わないで本屋から本を"借りて"きた……子どもや他人の前で汚い言葉を使う……他の患者の部屋のかざりを盗む．

　すでに述べたアイオワカードゲームのような賭けと意思決定に関する実験，ないしは，綿密に統制された条件下で行う倫理判断に関する研究などは，これらに関連した機序の理解に有益である．しかし長時間じっと座っていること自体が難しく，課題に集中することが困難であるという臨床的

障害をもつ個人に対して，この方法を診断的検査法として用いることは実用的でない．また，これらの検査法は，患者介護者の悲痛な話を注意深く聞くことから得られる正確な診断の代用にはならない．われわれの研究室で作製した行動評価票は，FTD/ピック病患者に共通した行動異常を体系的に掘り起こし明らかにすることに役立つ(Kertesz ほか，1997)．この行動評価表は，FTD患者群においてアルツハイマー病およびうつ性認知障害の患者と対比しながら標準化され，FTDに対して非常に高い感度と特異性を有することが判明した．症状の一部では血管性認知症(vascular dementia；VD)との重複がみられたが，これはおそらくVDを生じる小梗塞が，しばしば前頭葉の白質にあることが原因と思われる．

episode 12

モリア

ふざけ症
inappropriate jocularity

　ゴードン(episode 11 参照)に対する代理権を有する妹のレイチェルに，私が最初に面会したのは，ゴードンの遺伝子(DNA)調査のための血液サンプルを得る許可が必要だったときである．そのときには，彼女の父親(episode 14 参照)，伯父，叔母を含めた家族の幾人かがFTDに罹患していることがわかっていた．面会時，おどけて利口ぶった生意気な早口の文句を言い続けていたため，私は彼女もまた病気に罹っていると疑った．レイチェルは繰り返し何度も私のオフィスに電話をしてきた．最初のうちは，心配した身内の行為と解釈していたが，電話に出たスタッフは，電話の内容が不適切なものであると考えた．1年後レイチェルが42歳のとき，職を失い，夫のフランクが助けを求めにきてから，彼女は私の患者になった．レイチェルは家族性の疾患に罹っていないことをただ認めさせたいがために私の診察を受けることに同意した．行きつ戻りつ多くの議論の後，初めて診察の予約を受け入れた．それにも幾つか条件があり，レイチェルは夫を信頼していないと言っていたため，彼女の友人であるトレイシーが一緒に来ることになった．
　初回の診察の間中レイチェルは，FTD/ピック病の終末期で介護施設にいる兄に関して自ら進んで話していたが，彼女自身何か具合が悪いところがあるとは認めなかった．人の顔に対する記憶が以前ほど良好でないことは認め，失業が精神に影響していると感じていた．彼女は何気なさそうに付け加えた．「でも，私は地元の人達との付き合いで忙しいから」洞察力の欠如と，間違ったところを否定する態度は病気の進行中ずっと続き，最

後に介護施設に入るまでそうであった．

　別に面接したフランクによれば，家族は，レイチェルのジョークの趣向，何か仕事をするときの不確実さや注意の欠如が気になっていた．感謝祭の夕食に皆が食事の席についているとレイチェルが突然歌いながら入ってきた．この行動は兄ゴードンが病気の初期に示したものに似ていたため，フランクは非常に驚いた．その1か月後にレイチェルが管理職として働いていた会社から解雇通知が届いた．それには「レイチェルの業務能力は，もはや求められるものに見合わない」と書かれていた．フランクは異常な行動のせいで彼女が解雇されたと考えた．レイチェルは事実はそうではないし，病気ではないと言い張り，弁護士にそう頼んだので弁護士は訴訟しないことに決めた．レイチェルは何か具合悪いことがあることを否定するのにあまりにも熱心であったため，弁護士を説得して，彼女に関することを一切誰にも伝えてはならないことを記した手紙を私あてに書かせた．その翌年には幾人かのレイチェルの友人もまた，レイチェルの行動の変化，不確実さ，同じことの反復に関する懸念を表明している．これらの変化の多くは，仕事を失ったことへの反応や，抑うつ状態によるものと思われていた．

　また，レイチェルが顔見知りの人を認知できないことは健忘と解釈された．そういう場面に出くわすと，「髪を変えたのね」と言って上手にごまかそうとした．レイチェルは本当に知らない人を含めて認識できない人々に近づくときの策略を工夫し，「以前あなたにどこでお会いしたかしら」と聞くのであった．子どもたちは，母が彼らの友達に会うときのこの行動に非常に神経質で，「君は，ほんの少し背が伸びたね．君はほんの少し変わったね」といういつもの言葉を子どもたちは死ぬほど嫌がった．彼女の人を認知する能力は，比較的保たれていた出来事に対する記憶よりも明らかに悪いようだった．

　会話の中でレイチェルが興味をもつ話題は数少なく，他の人たちが話したい内容を無視して繰り返し，もとの自分の話題に戻った．また，同じ質問を何度も何度も繰り返す傾向があった．これは最初，記憶障害と考えられたが，むしろ夢中になった状態で，独特な様式と着想の保続であることが次第に明らかになってきた．家族と友人たちには常に質問し続けるレイ

チェルが全く子どものように思えた．レイチェルはまた電話も多くかけた．一人の人に 1 日に 6 回から 7 回も電話することがあり，連絡がとれないようにと，ついには電話を遮断してしまう人も現れた．

　家族と友人にとっては，たいていは性的内容を含む場違いで不適切な，とりとめのないジョークが主な心配事であった．テーブルの周りに座った見知らぬ男性グループに近づき，「(何か性的なこと)について聞いたことある？」と問う．家族に場違いのジョークと非難されると，「彼らが私に頼んだから」と言っていた．無駄なおしゃべりと軽い嘘のため子どもたちは困惑した．子どもたちの友達の前で彼らの小さな秘密を明かしてしまうため，年長の息子はレイチェルを避けた．

　レイチェルは全く落ち着きがなくなり，長いことじっと座っていられなくなった．会話の輪の中では，彼女は他人を遮り自分の意見を強引に述べた．見知らぬ人たちに自己紹介をし，レイチェルの父が以前役人であったため顔見知りが多い市庁舎の周りで時間を過した．市長や地方議会議員を訪れ援助することを申し出た．レイチェルは具合の悪いところは全くなく，職に就けば，またすべてが正常に戻ると確信していたので，新聞の多くの求人広告に応募した．彼女はエキゾティックなダンサーの広告にさえも応募した．ある日など，彼女は売春婦は何をする職業かについて議論し始めた．服を買いながら，彼女は見知らぬ男性に近寄り胸をゆすりながら「私は D カップよ」と言った．

　レイチェルに最も早期にみられた変化の 1 つは，感情の希薄化のように思われる．当然怒りや不安を引き起こすはずの出来事についても，彼女は感情の起伏なく淡々と語った．たとえば，病気で施設にいる兄について話すとき，彼女は友人に「行って兄を見てごらんなさい．彼，すごく可愛いのよ」と言ったりした．彼女が自分以外に何も興味がないことは，話題が世界情勢，読書，趣味，他の人々のことになると明らかであった．たとえば，1 年前には最大の関心事で，私のオフィスに電話を何度もかけた原因であった遺伝子検査については，面接中一度なりとも質問することがなかった．

　レイチェルの友人は，これまで私が述べてきた出来事の大部分を確認している．友人は，レイチェルがひとつの問題に固執し，たとえ「ノー」と断

られても毎日電話してきたと言っている．レイチェルは自らの病気に向き合うとき，犠牲者として振舞うことを好んだ．レイチェルはよく「脳がいかれた」という表現を使い，他人には家族がレイチェルのことを「太って，脳がいかれた」者とみなしていると話した．たいていは彼女が病気である可能性を否認する態度は一貫していた．人々が離れていくことに気づくべきであったが，レイチェルは人々に表面上優しく接し続けて人々の好意的でない態度を許した．特に「のけ者」にされたと感じたときなど，時々は子どものようにすねて，非常に子どもっぽい言い訳をした．

最初の正式な診察時に，レイチェルは健康そうで，身なりがよく，栄養状態は良好であった．大部分は，彼女は明瞭で適切に話していたが，私が彼女に神経学的診察のため，まっすぐあお向けになるよう頼むと，「胸が大きくて，まっすぐになれないわ」と答えた．診察しながら，私が反射を調べていると伝えると，彼女は「反射を見せてあげるわ」と言って私に抱きついてきた．引き算をさせると，注意が散漫になるため常にこちらから合図をしなければならなかったが，時間，場所，人に関する見当識はよく保たれていた．彼女は３つの物品を記憶することができ，重なった五角形の模写も問題なかったが，頼まないのに余計な１匹の犬の絵を描き始めた．MMSEの得点は29/30で正常範囲であった．ウィスコンシンカード分類検査，トレイルメイキング検査など，いわゆる前頭葉検査に異常はみられなかった[24]．MR画像上，右側頭・前頭葉が萎縮し，左側にもまた病変が進行し始めていた（**図5**）．

私はレイチェルと彼女の夫の求めに応じ，６か月後に面会した．そのときの診察の目的は明らかに彼らの「不和」を解決するためのものだった．レイチェルは，自分は全く問題がないという保証の言葉を聞きたがっていて，14歳時に健康チェックを受けた結果異常がなく健康であったということを根拠にした独特な議論を繰り返した．私はフランクの前で，レイチェルは人格と行動の変化という重要な問題に悩まされているという判断を彼女

24：明らかな行動障害にもかかわらず「前頭葉」検査上異常がみられないことは運動遂行機能との重要な解離を意味し，認知機能障害に加えて行動と人格の定量化が重要であることを示す．人格-行動障害には眼窩前頭葉と右側頭葉が関与し，カード分類検査とトレイルメイキング検査は前頭葉背側部の機能をみている．

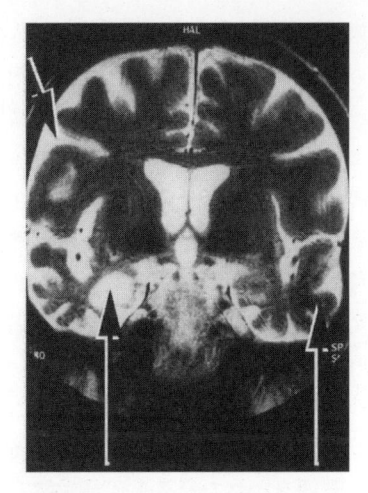

図5 MRI
右側優勢（左側の矢印側）に両側側頭葉に萎縮がみられる．脳は暗色，液体は白色で示されている．
（行動異常の症例）

自身に伝えた．彼女自身は家で普通に働いていると確信していたが，フランクが食事などの準備をし，家の掃除を誰かに頼まなければならなかったことは明らかであった．私は，レイチェルの病気に対する否認と，フランクの「妻は障害者である」という証明が欲しいという要求の板挟みにあった．私はレイチェルに，診断の決め手となるMRI画像上の著しい前頭側頭葉の萎縮を示した．最後に，彼女はしぶしぶ障害者手当を要求することに同意し，翌年の夏に経過観察のための診察に再び来ることを約束した．

レイチェルは，次の経過観察の診察を，大丈夫であると診断してもらうと記した行動計画を携えて受診した．彼女は「よい宣告をしてくださるなら，あなたを抱きしめ，キスしてあげる」と言いながら面接を開始した．今回は妹のベッキーが応援にやって来たが，彼女も同じ病気に罹っていることは明らかだった．ベッキーの見解も自分自身の病気の否認同様レイチェルの病気を認めないことだった．ベッキーは「レイチェルはどこも悪いところがなく，料理が上手で運転も確かである」と述べ，いろいろな機会にそれを繰り返し話していた．

この頃になると，レイチェルは抑制の効かない，衝動的で他者を無視す

るかのような行動がはなはだしくなり，妻や母としての能力が損なわれていた．未調理の食材が腐るまで置きざりにされていた．隣人が差し入れてくれた鍋に入ったロースト肉は無視され，夕食を準備する時間になっても彼女は家に帰らなかった．頻繁に外食に出掛け，出前をとった．うわべだけ彼女は家の掃除を続けていたが，その最中にどこかへ行ってしまうようになった．ドーナツショップの店長は，レイチェルが冗談を言いながらテーブルからテーブルへ移動することに気づいていた．レイチェルは公共の散歩道で音楽に合わせて踊り，クマの着ぐるみを着て人の周りをクルクルまわったりした．ウェイターに歌いかけ，何にでもプラムソースを注文し，さらにもっとプラムソースをくれるようウェイターにうるさく迫るので，子どもたちは彼女と夕食に出掛けたがらなかった．彼女は甘いものがとても欲しくなり，過剰に砂糖を入れた紅茶を何杯も飲んだ．チョコレートやデザートもたくさん食べ，それが主食となった．ガムやキャンディーなどのおやつを表向きには子どもたちのために買ったことにして，ベッキーと一緒に1時間足らずで食べ切ってしまった．

　兄のゴードンが同じ病気で亡くなったとき，レイチェルは葬式で表面上は悲しみを表現していたが本当の情動的反応に欠けていた．息子に話をし続け，宿題の邪魔をするので，フランクが彼女を外へ引きずり出さなければならないことがあった．その後，レイチェルは夫が自分を殴打したと責めたてた．レイチェルの運転は常軌を逸してきた．レイチェルは何度も車体を左右に振りながら車を止め，あるときは前方の車に接近しすぎ，時にはあまりにも乱暴に発進した．一度，レイチェルはトラックにあまりに近づきすぎて，車体をこすってしまい，またあるときには小さな事故を起こしたが，そのことを話さなかった．依然として一人で運転し，定期的に100マイル離れた妹のところに行っていた．あるとき，車のエンジンを空ぶかしさせ続けてしまった．明らかに床マットが床とアクセルの間に割り込んでいたが，それを元に戻すのにどうすればよいかわからなかった．子どもたちは慌てて車を降り，父を呼び車の鍵を取り上げてもらった．免許を取り上げても無視するだろうと考えたので，この手段のほうが免許を取り上げるより効き目があった．

　レイチェルが再び私のもとに来たとき，体重過多であったが身体的に健

康であった．健康であることの証明書を要求する前置きとして，「私は車を運転し，話をし，パンを焼いたりして，楽しんでいます．私は太ってもなく，醜くもありません」と言った．ある瞬間，「夫が私を施設に入れたがっています」と言い出し，フランクがこれを否定すると，彼のほうを向き「愛してる，愛してる，決してあなたを一人にしないわ」と歌で答えてから，私のほうに向かい，「私が異常ないと言ってくださったら，100万ドル差し上げるわ」と話した．レイチェルは，面接の間立ち上がり，部屋を歩きまわった．私が彼女に，通常の生活を送るのにまだ十分機能している部分があると告げると，こう言った．「ああ素晴らしい！ あなたにキスしてあげるわ．フランクにも私が素晴らしい女性だとおっしゃってください．私は女神だわ」 待合室で，突然歌を歌いだし，踊り始める一方で，ベッキーが手拍子をとり，両足でリズムをとりながら強く打ちならしていた．MRI検査中，レイチェルは放射線科をひどくかき乱した．部屋に入っていくと初対面の放射線科の責任者に下品なジョークを述べた後で，彼女の脳について陰で，ひそひそ話そうとしていることについて非難の言葉を浴びせた．

　一般的な神経心理学的検査では，職歴を考慮すればおそらく発病前は平均以上であった知能が依然平均値を示し，計算はすばやく9桁の数字の再生（想起）など高い能力が残っている部分もあった．一方，おそらくは，出来事記憶が本当に失われたというよりむしろ，早期の言語障害と注意欠損によると考えられる論理的記憶検査（一段落くらいの長さの新聞記事の想起）の異常がみられた．視覚性記憶指数は，言語性記憶指数が70にすぎなかったのに対して98あった．

　レイチェルはますます頑固に，他者を無視する傾向が強まり，周囲は落ち着きのなさと子どもっぽいうそに次第に耐えられなくなってきた．彼女は，首にやけどを負うと，「あなたが押したから」と夫を非難した．子どもたちに対するきわめて不適切な行為のエピソードが，発症から約5年後にレイチェルが施設に入所することになった決定的な原因であった．レイチェルは子どもたちとトランポリンで遊ぶことがよくあり，あるとき，子どもたちがお互いに押し合いになった．そのとき彼女は，子どもたちにけんかを解決するのにこれを使いたいだろう，と言いながら，ナイフを差し出したのだった．このため，児童保護団体が状況調査に乗り出した．最初，

友人らが1日24時間彼女の面倒を見るため支援グループを作ったが，すぐに介護施設に入所できた（奇しくも，前年に兄がなくなった同じ施設であった）．

最後の外来診察に，フランクと，すでに同じ施設に入っていた妹ベッキーとともにレイチェルがやってきた．真面目でハンサムな16歳の青年になっていたレイチェルの長男も一緒だった．私は彼の成熟した様子に感動した．息子は母親を厄介者というより一人の病人として受け入れつつある段階にあると見受けられた．彼らはレイチェルと定期的に出掛けた．彼女は相変わらず，紅茶とクッキーを求めてドーナツショップに通うことを好んだ．儀式的にアイスティーを温め，氷とクリームに別々に甘味料をつけて食べ，クッキーはオートミールでなければならなかった．レイチェルには定期的に朝食を共にする友人がいた．しかし，こういう機会にうまく相手と調子を合わせることができなかった．関連のないことに熱中し，話している相手には興味がないようだった．日常の儀式，たとえばシャワーなどを優先し，外出を途中で中止することもあった．彼女はしばしば場違いな大笑いをしたり，文脈からかけ離れた無関係なコメントを発した．介護施設からの通知はショッキングだった．それは大便を食するという異常な出来事だった（食糞症）．後に妹がこれに加わった．二人はまた一緒にベッドにいるところを発見されたりもした．

こうした過度の口唇傾向と脱抑制的行動という恐ろしい出来事とは対照的に見当識は完全に保たれ，話そうと思えば，レイチェルの会話はコミュニケーションをとるのに十分であった．彼女は年少の息子がキャンプに行っていること，現在のカナダ首相が誰であるかを知っていた．しかし，非常に長い時間集中することはできなかった．診察室にいると，紙やペンをつまみ上げ，机上のあらゆる物に手を触れた．診察中に兄のゴードン氏がしたように，部屋の中を行ったり来たりした．彼女は突然1曲歌い出した．「愛してる，愛してる，本当に愛してる/あなたのようなお医者さんはいないわ/ペットより素敵/あなたのすべてが好きよ」

レイチェルは洞察力に欠けており，自分には何も悪いところはないのにと不平を言った．私が介護施設で何をしているかを尋ねるとこう答えた．「私の状態についてあなたが話した内容のせいで，夫は私をそこに押しやっ

たのよ」それから，主治医からのものといって自身の筆跡による手紙1通を私に手渡した．それにはこう書かれている．

レイチェルへ
1. レイチェルは健康で元気にしている．
2. レイチェルには悪いところがどこもない．
3. レイチェルができないことは何もない．
同じことが，妹のベッキーについても言える．
　　　　　　　　　　　　　　　　Dr. ジェーソン・ウォーカー

　私は彼女の筆跡であることを証明するためにサインをさせた．それは比較的保たれた書字能力を示したが，持続する洞察力の欠如，乏しい判断力，子どもっぽい抑制のなさのためこのような偽の手紙が書かれたのである．

　レイチェルの初期から最も長く持続する症状は場違いなふざけ症すなわち「モリア」である．ドイツの精神神経科医がこの症状を"ふざけ症(Witzelsucht)"と呼んだ．これは，文字通り訳せばジョークの洪水で，多幸症や冗漫な話し方が特に眼窩前頭葉の損傷[25]と関係があることを報告したヘルマン・オッペンハイム(Herman Oppenheim)ら臨床家により前頭葉障害と関連づけられてきた．「モリア」(子どもっぽさ，不快で危険なものを面白く言うユーモア)という語は英文学では，不適切で場違いのからかいやジョークの意味で使われた．ドイツの神経学者たちは前頭葉症候群の概念の確立に寄与し，その概念の構成は何度も繰り返し見直されてきた．クライスト(Kleist)は眼窩前頭葉脱抑制症候群を前頭葉背外側部の損傷による認知と運動プログラミングの障害と対比した．後になって，内側前頭葉の病変が無感情，無為，無動(自発性，運動性，可動性の欠如)症状と関連することが観察され，3番目の症候群として追加された．前頭葉は特に抑うつ，統合失調症，境界性パーソナリティ障害，強迫神経症などさまざまな精神疾患に関連づけられるようになった．変性疾患であるFTDの他

25：眼窩の上に乗っている前頭葉の基底部のこと．

に，頭部外傷，腫瘍，前大脳動脈閉塞や前交通動脈動脈瘤による脳卒中，多発性硬化症が，その障害部位により多種の組み合わせの前頭葉症候群を生み出す．あらゆる精神疾患の中で，躁病の患者が最も過度のふざけ症を呈しやすく，それは関連した思考を伴うと同時に，たいてい軽率さとユーモアに彩られた無関係で誇張した思考が話の流れの中に混入する．しかし，躁病患者のほうがFTD患者より社会的に適応しており，FTD患者と同じ程度には脱抑制や言語障害を呈さない．さらに，中年で躁病を発症することはまれである．しかしながら，潜在する躁うつ病が再燃することがあり，この場合，特に脳腫瘍のような構造上の異常が画像上否定され，または典型的な局所的脳萎縮がみられなければ，FTDの行動異常との鑑別診断が最も重要となる．

　レイチェルの会話維持不能，突然脇にそれてしまうこと，相手の話を中断すること，言いかえれば，良好なコミュニケーションのためのルールを破ることが，彼女のようなFTD患者の最も初期の症状である．これは，失語症で障害される統語，音韻，語義のレベルを超えた「プラグマティクス」と呼ばれる言語を構成する重要な要素の障害である．プラグマティクスは，会話の分析を通じて，コミュニケーションのやりとり，適切な連なり，話題の維持，前後関係の一貫性を系統的に検討することである．プラグマティクスのルールが，それ以外の言語上の役割がまだ障害されないうちの早期にFTDでは異常となることが多い．以下は，FTD/ピック病でみられる異常な会話の例で，しばしば初発症状となるものである．

　……時々質問を無視し別の問題について話し続けた……話は詳細で具体的であった……質問に必要以上に非常に詳しく答える傾向があった……快活で，話し好きだがとりとめなくしゃべり続けた……話が横にそれてしまうため病歴をとるのが大変であった……興味のある話題はとても数が少なく，相手が話したいことを無視して何度も同じ話題に話を戻した……同じ質問を何度も何度も繰り返した……思考は紋切り型かつ具体的で質問に直接答えられなかった……別の質問をすると，それまでに議論した話題にとどまることができなかった……その場しのぎの文句を使い，決まり文句を繰り返した……ある話題に固執した……人の話を中断し，自らのコメント

をさしはさんだ……文脈からはずれた無関係なことを言った……やめ時を知らぬようで，同じ話題とジョークを繰り返した……会話の内容は使い古しで，意味がないか，場違いである……時々質問と全く関係のないことを言った……流暢で文法的に正確なスピーチは頻繁に繰り返される決まり文句からなっていた……自分自身を一貫して正しく表現できなかった……

　レイチェルの社会生活上の不適切な行動と情動的反応の欠如は，認知能力が保たれていることと驚異的な対照をなした．この驚くべき解離は，19世紀にハーロウ(Harlow)が記載した社会行動上の変化と人格の欠落を呈する一方，記憶と言語は保たれていたフィニアス・ゲージ(episode 1 参照)の症例以来，前頭葉のさまざまな疾患を扱う神経科学者と精神科医の興味を引いてきた．レイチェルの例でみられる他の社会的脱抑制の例は，過度に電話する習慣，見知らぬ人に話しかけること，子どもっぽい嘘，人のうわさ話をすること，許しがたい行為を注意されたときにする言い訳，性行動亢進である．文化的に固有な社会規範や習慣は，各人の身にしみつき，社会によって固く強化されている．これらの規範に背くことは，家族構成や社会的役割に対して，認知障害以上ではなくとも同じ程度に打撃的である．社会的相互作用やコミュニケーションを要求する仕事は不可能になる．不幸なことに，多くの人は壮年期にこの病気に罹り，他のモダリティーの基礎的認知能力が保たれたまま，それまでに獲得した社会的知能を失うのである．言葉と運動能力が正常な時点で，本疾患の症状の特徴のひとつが，ジョーク，しゃれ，不適切なコメント，とりとめのない話，社交上の脱線行為という奇妙な一連の行動にみられる．

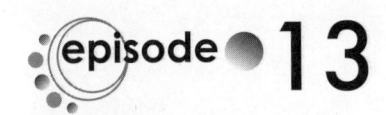

episode 13
モリア(その2)

駄洒落と歌
punning and singing

　レイチェルの妹ベッキーは，私がゴードンの病気に関する家族会議と遺伝子的研究の目的で彼女から採血をする際に初めて会ったときにはまだ明らかではなかったが，レイチェルと全く同様の病気に罹患していた．後にベッキーは自分の町の神経内科医の診察を受け，最終的に姉の診察に付き添って私たちのクリニックを訪れた．ベッキーの行動は不適切で，姉を待っている間，廊下で手をたたき歌を歌っていた．その頃，二人に対し詳細な神経心理学的検査が予定されていた．両者とも注意散漫で，課題に長いこと取り組めなかったので，検査の実施は困難だった．二人の馬鹿げた悪ふざけ，止まらぬおしゃべり，決まりきったことの繰り返し，抑制の外れた行為をお互いに増強しあっているようだった．それとは対照的に，言語，見当識や過去の記憶など幾つかの認知機能は二人とも比較的保たれていた．

　ベッキーの場合は，40代前半で姉と年齢をほぼ同じくして発病し，行動は姉のレイチェルや兄のゴードンとほぼ同じパターンで退行していった．彼女は事務職を解雇されてからボーイフレンドに見捨てられた．彼女は家事を怠り，身だしなみにもかまわなくなった．彼女は手を振って道で車を止め，見知らぬ人にお金を求め（ちょうど兄のように），家事の手伝いを拒絶し，差し入れられた食事を食べずクッキーとレーズンを主食にしていたなどの理由から，姉がいる介護施設に収容された．

　明らかな症状の発現から約3年後の診察時，ベッキーは体重過多（episode 12）に見えたものの身体的には健康そうだった．彼女の会話の大部分は，自分が元気であるという事実に集中し，それを証明する書類を

欲しがったことは，姉の行動と洞察力欠如に非常に似ていた．相手の言うことに関係なく，会話を支配する傾向があった．発言には保続がみられたが，別の質問がなされると，これまでの話題にとどまることが困難であった．以下は例として，受け答えを文字通りに示したものである．

検者(E)：サニングデール市でいつも何をしているのですか．

ベッキー(B)：ボランティアとして働いています．そう，サニングデール市では皆も喜んでいます．私は以前エア・カナダのボランティアでした[26]．そうです，えーと．私たちは二人とも進んで自らCTスキャンを受けました．私たちの愛する叔母は病気でしたが，スキャンは受けませんでした．高齢の女性はスキャンの結果が異常であっても，どうということはありませんから．

E：何故サニングデール市に行ったのですか．

B：私の姉がそこにいるからです．私はゴードンにお金をたくさん与えていたので，彼がそんなに具合が悪いということが私たちには理解できなかった．私の義理の兄が私たちをサニングデール市で入院させたのよ．ゴードンのせいで大金を失ったわ．私は仕事が必要だったの．今でも仕事を探しているけれど，私は能力がありすぎて困るわ．

E：あなたの代理権は誰が所有しているのですか．

B：私のいとこのルーシー．そう，OK……代理権所有者は私の口座にアクセスできるし，彼女が私の引っ越しの発端だったの．私は3人のお年寄りと部屋を共有しているけど，いびきはかくは，咳はするはで．私を解放してくれないの．私とレイチェルは二人が正常であることを証明する書類を要求するわ．

E：何か困ったことはありますか．

B：私は義理の兄をまったく信用していないの．彼は役立たずよ．彼は家具をたくさん放りだしてしまったの．私は……に友達がいないわ．多

26：これは意味性錯語で，ベッキーの言語障害すなわち意味性認知症の初期の症状の一つ．彼女は元エア・カナダの従業員であったが，この問答の時点ではサニングデール市でボランティア活動をしていると偽っている(なおプライバシーを保つため，これらは彼女の職場や施設の場所の本当の名称ではない)．

くの人達が引っ越したわ．……に友達がいるの．たくさんの人を教育したわ．私の名字をご存じかしら．

E：はい．

B：ご存じのように私の父ハーヴェイ・フェイガンは相当な知識人だったわ．私はヨーク大学に通ったの．姉はT大学．そう．えーと．エア・カナダとは長いこと付き合いがあったわ．ある客は私を「Pagan」と呼んだわ．私は予約の教育担当で，皆が私に「あなたはフェイガンの親戚ですか」と尋ねたわ．私は父の才能を引き継いでいるから．私には父の遺伝子があるから．エア・カナダセンターを知っている？．

E：はい．

B：そこにマーレイ・マキンの名で働く，白髪のとても感じのいい男性がいたの．私には氏名に関する持論があるの．私の名前はベッキー・フェイガンでしょう，私がマーレイ・マキンと結婚してたら，私はベッキー・フェイガン–マキンとなるでしょう．彼が亡くなり，私がベーコンという名のまた同じ職場で働く男性と結婚したら，私はベッキー・フェイガン–マキン–ベーコンという名前になったでしょう．たとえあなたが，私がユダヤ人女性であることをご存じでも，これについては間違うことはないわ（この後，楽しそうにクスクス笑う）[27]．

　ベッキーが採血のため座って待っていると，姉のレイチェルがふらりと部屋に入ってきてベッキーに笑いかけ言った．「私はあなたを知ってる？」ベッキーが歌でこう答えた．「知っているわ，知っているわ，お姉さんのレイチェル・スー，レイチェル・スー，愛している，愛してるわレイチェル・スー姉さん．」それから2人は互いに微笑みあいキスをした．その後レイチェルはベッキーの頭を撫で「かわいいワンちゃん」と言った．

　介護施設の記録には各頁に重症な行動異常の記載があった．時に彼女は興奮し，じっとしていられず，バタバタ音をたて，ナイフやフォークで絶え間なく音を出していた．短時間しか集中できず，2, 3分ピアノを演奏し，

27：強迫的なリズム取り，反復．カチンと鳴り響く音をたてる様子の組み合わせは躁病や統合失調症などの疾患でも記載されている．

ほんの少しの間だけナイトパブに顔を出したかと思うと，クッキーを求めて外をさまよい始めた．記録には，たいていはレイチェルが仕掛けたレイチェルとベッキーの間のケンカがあったとあるが，同時に2人がお互いのベッドに入っていくことが記されていた．そして前章で述べた信じがたい食糞症のエピソードがあった．彼女は次第に動かなくなり，嚥下困難がますます強くなり，最近死亡した．代理権をもついとこが彼女の脳の剖検に同意した．

ベッキーにも他の家族内の罹患者と同様な深刻な両側側頭葉萎縮がみられた．組織学的検索ではゴードンと同じ病理，ピック小体と同じ局在と外観をもついわゆる「運動ニューロン型の封入体」が観察された．

この家族における本疾患の高い浸透率は非常に問題である．これは各世代の男女が罹患するメンデル型優性遺伝に一致する．従兄弟たちは罹患していないようであるが，その母つまりベッキーの叔母は罹患していた．私は個人的に彼らに会っているが正式な評価はしていない．彼らのうち，家族内の発症年齢の臨界期に近づいたり通過する者があっても，彼らは冷静で希望をもっている．彼らの不安は，理性をもって内に秘められていたが，発病の恐怖という精神的負荷は，ダモクレスの剣のように彼らの頭上に垂れ下がっていたことは容易に想像できる．彼らの直面する問題は恐ろしい．私の家族の将来はどうなのか？　私の子どもたちは病気に罹るのか？　この病気の予後自体は残酷である．この家族における診断から死までの平均期間は7年から10年の間である．記録の残る範囲で，彼らの死因の多くは食物による窒息死であった．病気の末期に運動ニューロン病（ルー・ゲーリッグ病）に進展した可能性(episode 14を参照)もあるが，他の運動疾患，特に進行性核上性麻痺(progressive supranuclear palsy；PSP)や大脳皮質基底核変性症(corticobasal degeneration syndrome；CBD)もまた嚥下障害を起こしうる．この家族の分家で一人のいとこが異常行動の症候群と，ピック・コンプレックス運動型の一つであるPSPを呈していた．

私たちが本家族の臨床経過と遺伝子的研究結果を報告(Kerteszら，2000)してから，常染色体優性遺伝で同様の組織化学所見[28]を有する類似の家系の報告が相次いだ．常染色体優性遺伝は両親の一方が病気であるなら，そ

の子どもはそれぞれ50％の割合で発病する可能性（不完全な浸透率という例外がある）があることを意味する．家族性FTDやピック病をもつ家族の約10％にタウ蛋白の変異が検出されるにすぎない．私たちは他の染色体上の局在や変異の研究を続けている（本疾患の遺伝子と疫学に関する最新の情報は解説編「診断と遺伝相談」を参照）．

　ごく最近，第17染色体上にもあるプログラニュリン遺伝子上の変異を示した報告が2, 3ある（Bakerら，2006）．これはまれにみる一致で，本症例のようなタウ陰性の家系の謎が解けるかもしれない．これまで，本家系における変異は発見されておらず，いまだ未罹患の人の将来を予測するような検査は不可能である．こうした検査は高価で，日常的に利用できず，感情的・社会的危険をはらんでいる．このような家族性疾患の存在に直面した家族のメンバーの中には，自分たちがその病気に罹り，後に進行するかどうかを知りたくない人もいるし，進んで知ろうとする人もいる．自らの子どもたちのため，あるいは将来の設計，結婚，遺言の作成などのために知りたいと思う人もいるだろう．一方，このような疾患に将来罹る可能性が高いことを知ることは，感情的・社会的崩壊に早期に陥ることにもなる．そうならないように，専門の遺伝学的情報サービスが，心理学的精神医学的カウンセリングを通して行われるべきである．

　ベッキーとレイチェルは，使用行為，冗談，語呂あわせ，悪ふざけと偏食や過食を特徴とする子どもっぽく，奇妙で，抑制の外れた行為の段階から第2章で述べたクリューヴァー・ビューシーの実験用霊長類動物にみられるのと非常に似た食糞症に至った．今のところ特別な治療はないが，SSRIやトラゾドンといった向精神薬が不穏や強迫的行為に対して使用されている．介護者や社会（時には警察）の力で患者が従来の環境にうまく溶けこんでいることができなくなれば，施設への入所となる．ベッキーは一度も結婚せず，最も近しい親族はレイチェルだったので，彼女の世話の大部分の負担がフランクといとこのルーシーにかかったが，二人とも技術と同情をもって取り組んでいた（介護者の特別な負担や問題の具体的な扱い方の詳細は解説編「介護者への助言」を参照のこと）．

28：組織化学は生体，この場合は死後の組織を多種の化学物質を用いて染色することで，診断や病気の性質の究明に用いられる．

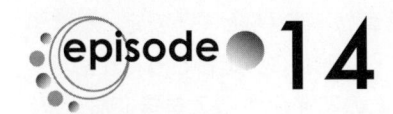

episode 14
"すばらしい"人生

錐体路症状
pyramidal symptoms

　運動ニューロン疾患（motor neuron disease；MND）または筋萎縮性側索硬化症（amyotrophic lateral sclerosis；ALS）は，著名なメジャーリーガーであるルー・ゲーリッグが急速な神経系の状態悪化によって野球人生と生涯を断たれたことにより，北米ではルー・ゲーリッグ病としてよく知られている．伝記映画『打撃王』のなかで，ゲイリー・クーパー演ずるルー・ゲーリッグが別れの演説をする光景を誰が忘れることができよう．ALSは純粋な運動疾患であり，病理学的指標であるユビキチン陽性神経封入体は脊髄と皮質運動ニューロンに限局するものと考えられていた．ところが，最近になってこのどちらの予測も誤りであることが明らかになったのである．特に日本の研究者達は，初期には散発例，続いて後期に一連の症例として，ALSを合併する認知症を報告した．その後，FTD/ピック病の半数以上で前頭葉・側頭葉連合野にこの典型的な封入体がみられることが明らかとなった．この種の組織所見が共通してみられるにもかかわらず，FTD患者が典型的なALS像を呈することはほとんどない．しかし，部分的に徴候を有する例はそれほどまれではなく，末期に嚥下障害や窒息をきたす例はより頻度が高い．以下のエピソードでは運動システムの障害を示唆する徴候がFTDの行動異常とともに出現している．

　ハーヴェイは実業家から後に政治家として成功していたが，不適切な言動がみられるようになり，その後"抑うつ"や過食と，最初は不明瞭な発語として現れた発話障害のため45歳で仕事をやめた．彼がまだ38歳（！）

のときに，家族は"何かがおかしい"と思った．彼はひどく不安定で不適切な感じになっていった．行動は幼稚になり，記憶の減退とともに性格が変化した．有名な神経内科で検査を受けたのは発症から7年後であった．報告書には，"彼の思考は常同的で脱線しやすく，的外れであり，なにより質問に対して的確に答えることができない"と記載されている．異常な言動にもかかわらず，この時点の彼のIQは正常であった．CTやMRIが普及する以前の標準的検査であった気脳造影画像では，脳萎縮が左側頭葉で最大になっているとみられた．このような非対称的な萎縮があるにもかかわらず，アルツハイマー病と診断されていた．

　発症してから9年後に入院した精神病院では，ハーヴェイには徘徊したり，他人の飲み物を取ったり，会話を邪魔するといった行動がみられた．私が診察した時点では，栄養状態は良く協力的であったが，発語は不明瞭であり，質問をおうむ返しに反復するほか，「すばらしい，すばらしい，すばらしい」と繰り返すなど単語の保続がみられ，発話は理解困難だった．状況にそぐわない場面でにやにや笑い，反応が遅く，単純な運動課題を試みても中断してしまうことが多かった（運動維持困難症）．アルツハイマー病患者とは違い，時間，場所，人物に対する見当識は保たれていた．音読や復唱は自発話と比較すれば良好であった．彼の身なりはだらしなく，服装には無頓着であった．手掌頤反射が両側にみられ[29]，腱反射は亢進し，左足の拇指は背屈しており[30]，両側の足クローヌス（筋肉を伸展すると出現する痙攣様の収縮で，痙性を示唆する）を認めた．これらの所見は不明瞭な発話同様，上位運動ニューロンの障害を意味する典型的な"錐体路"徴候である．

　その後，ハーヴェイの歩行は硬直し不安定となり，介護施設に入所した．彼は笑ったり言葉を単に発することはできたが，すでに会話にはならなかった．彼は甘いものを切望し，過食し，体重も増加していた．ついには，嚥下障害が進行したため，食事はやわらかいものだけとなった．そして，発症してから10年後，48歳のときに，クッキーを喉につまらせ窒息に

29：前頭葉障害と関連する反射．
30：主要な運動神経束である錐体路の障害を示す徴候．錐体という用語は下部脳幹にあるピラミッド様構造にちなんで名付けられた．

よりこの世を去った．さらに10年後にこの世を去る彼の息子，ゴードン (episode 11 参照)とまさに同じように．

　いつの間にか発症する性格変化，優柔不断，不適切な言動，初期には抑うつにも見える無関心に加え，その後に進行してくる保続的で常同的な言動はFTDに典型的なものであった．その後に，発話の減少，無言，硬直，MNDによる錐体路徴候，嚥下障害が加わったのである．当時の剖検所見は"運動ニューロン病を合併した長期経過の海綿状脳症"として解釈されていたが，皮質の海綿状変化はピック・コンプレックスに特徴的なものであった．ハーヴェイの家系のうち，弟，妹，母方の祖母，叔母の1人，いとこのうち2人が精神疾患を有していた．ハーヴェイの妹は剖検で海綿状変化が認められており，最初にこの家系を報告するに至った鍵となる患者となった．報告当時，海綿状変化の存在から，この疾患をクロイツフェルト・ヤコブ病に類似する新種の変性疾患ではないかと研究者たち（私もその一人である）は考えた．彼の3人の子どもが類似の疾患を患い(episode 11〜13を参照)，そのうち2人は亡くなったが，彼らの組織所見は同一であり，皮質にはALSタイプの封入体を認めた．

　他のFTD患者や発病した家族と同様に，ハーヴェイにも言葉の保続や繰り返しが目立っていた．私が面会した時点では，彼は話しかけられた内容をすべて繰り返し，それはまるでこだま〔反響言語(エコラリア)〕のようだった(エコラリア)．より初期の段階では，質問を繰り返したり，決まったフレーズを繰り返したり，会話が好きな話題に逆戻りすることなどが周囲の人のみならず専門家にも記憶障害として解釈されていた．初期のアルツハイマー病患者も，自分の置かれた慣れない環境や，少し前に聞いたり経験した出来事について同じ質問を繰り返すが，これは入ってくる情報すべてを新規のものとして扱うからである．これは，患者の配偶者の最近の外見(という情報)にまで及び，そのせいで彼らは突然見知らぬ人間として扱われたりする．カプグラ妄想と呼ばれるものであり，アルツハイマー病患者では一般的にみられる症状であるが，私は視覚性失認を伴う意味性認知症の末期にしか観察したことがなく，その際も重複あるいは重複妄想はみられなかった．FTD/ピック病の患者は，少なくとも初期段階ではアル

ツハイマー病患者と同じように忘れることはないにもかかわらず，ある言葉，フレーズ，話題を繰り返し，固執する．これは他の episode で扱う強迫的な習慣への固執，常同行動と類似するものである．固執した繰り返す概念，文章，常套語句，単語は，転換不能，思考過程の固執に関連し，前頭葉障害に特徴的である．保続性言語や"エコラリア"に関するその他の例を以下に挙げる．

　……うんざりするほど同じストーリーの話を繰り返し，同じ曲を何度もピアノで弾いたものだった……"テキサス"という単語をとり憑かれたように繰り返し，そのことで笑った．さまざまな質問に"テキサス"と答えた……興味のある話題はわずかであり，相手の話したい内容にかかわらず何度でも同じ話題に逆戻りした……何度も何度も同じ質問を繰り返す傾向にあった……発話は同じ質問の繰り返しと，"すばらしい，すばらしい，すばらしい"など同じ単語の繰り返しだけだった……すべてのことに"すばらしい"と言うことを好んだ……標語を発するようになった．たとえば，"あれやこれをやってみたほうがお得よ"のように"お得"を，"1パッチの鳥たち"など複数の物を表現するために"パッチ(patch まだら模様という意味)"を多用した……しばしば話しかけられた内容をこだまのように繰り返したものだった……繰り返す質問は小さな子どもを連想させた……文章はすべて"ハニー"で締めくくられる……小声で何度も"塩を取る……塩を取る……塩を取る"と繰り返したものだった……何でも"自動車"と呼ぶ(彼は車の修理工だった)……発話は5種類の短いものであり，それが会話の限界である……ひっきりなしに"いないいないばあ"と繰り返す……状況にかかわらず，何にでも"いいね"と言う．

　FTDでは臨床的に明らかな急速進行性の運動ニューロン病の出現をみることは比較的少ないが(10％以下)，ハーヴェイの例でみられたように，嚥下障害や腱反射の亢進といった錐体路徴候は多くの例で認められる．これらの所見に加え，脊髄運動神経(下位運動ニューロン)の障害による筋肉の萎縮も認められる場合には，筋萎縮性側索硬化症(ALS)という専門用語を用いるが，わかりやすく言えば萎縮を伴う外側(錐体束)の瘢痕というこ

とになる．太平洋のグアム島にある村々で多くの人命を奪ったALS-Dementia-Parkinsonism complex of Guamと同様，孤発性のALSでも異常言動が出現する．この疾患は消滅したようであるが，疫学調査により環境因子あるいは遺伝的要因が関与していることが示唆されている．グアムでは以前主要食品であったサゴヤシやソテツによる中毒である可能性を記したオリバー・サックス（Oliver Sacks）の魅力的な著書があり，島がいかに西洋化の影響を受けてきたかという歴史についても書かれている（『色のない島へ』）．

　雑誌『ニューヨーカー』の記事で，環境にある毒性が多くの変性疾患の要因であるとする仮説に関する論議が繰り広げられている．グアム島では現在絶滅している"flying foxes"という大きなコウモリが，濃縮したソテツの毒素を保有しており，これを食べることが広範囲に神経毒を波及させ，PSPやALSを発症させたとするものがその一つである（したがって，疾病の消滅も説明しうる）．これらの仮説の背景にある科学的根拠については賛否両論あり，証明されたものではなく，確固たる根拠というより信念の話である．たとえば，脳にアルミニウムが蓄積することによりアルツハイマー病が発症するという古くは一般的であった仮説がある．このために，多くの人々はアルミニウム製のなべやフライパンを廃棄した．脳に対するアルミニウムの恐怖は証明することができず，現在では誰もこの説を口にすることはない．

episode 15
ジーンズフェチ

常同行動
stereotypic routines

　エレンの話はつぎはぎだらけで一貫性に欠けていた．それは，彼女の洞察力が低下していることを表していた．彼女は，なぜ娘たちが自分を私のもとへ連れて来たのかを理解していないようだった．エレンは夫と離婚してから家を売ってしまったが，その頃から自分の置かれた環境に順応するのが難しいと訴えるようになった．具体的に何がよくないのかをたずねると，他人に電話しすぎることを認めるものの，それ以外は口が重い様子で，生活や結婚や仕事について作話をしているように思えた．たとえば，娘夫婦の家に越してからは再び夫と住み始めたと言ったが，実際には夫は彼女とは何のかかわりももちたがっていなかった．また，未だに仕事をしていると言った（実際には障害のため仕事をやめていた）．一時期彼女を診ていた精神科医は，精神科的な問題ではないと考え，神経心理学の専門家へ紹介したのだった．

　エレンの娘が話したのは，判断力低下と強迫行動と社会的問題行動に満ちた3年間の不穏な物語だった．エレンは日曜の夕食に家族を呼ぶことに興味がなくなってしまい，孫にも会いたがらなくなった．家族は多少離れて暮らしていたものの，エレンが夫と離婚して家を売ろうとした頃の奇妙な行動には気づき始めていた．当時，彼女は多数の不動産業者と契約し，たくさんの物件を調べ契約までしたが，それを守らなかった．また，日に何度も電話をかけ続けたので，ある業者はとうとう彼女からの電話の禁止命令を手に入れた．電話代は"天文学的な"額になり，娘はエレンからの電話を避けるために，受話器をはずしていた．

エレンは仕事をしていたときにも，嫌がらせをしたとして看護師から非難されたり，労働組合の代表を誘拐のごとく連れ出して自分のアパートに閉じ込めてしまったりした．どうやらエレンは彼とコーヒーショップで会う約束をして，それから車で彼を部屋まで連れて行き，部屋に閉じ込めてしまったようだ．娘のサラが電話をしたとき，男の人が必死で電話口に出ようとしているのが聞こえたという．エレンはそのとき「理解してくれるまでここにいてもらうわ」と言っていた．結局娘が隣家のバルコニーから部屋に入り，"囚人"を助け出したのだった．

またあるとき，エレンは信号無視で他の車と衝突し，車のリアフェンダーが壊れて取れてしまった．彼女は壊れたリアフェンダーを後部座席に放り投げ，そのまま家に戻ってきた．娘が車を見て，警察に電話をかけた．電話の最中にエレンは「駐車場で事故にあったって言いなさい」と叫んでいた．実はこの事故以前にエレンは駐車場で車をぶつけて，修理に500ドル払っていたことがあった．そのときも家族はエレンの銀行口座から金が減っているのに気づいて初めて事故のことを知ったのだった．

娘のサラと同居して1か月の間は絶え間ない言い争いが続いたが，エレンの怒りっぽさや決断力の低下，固執的な行動は耐えられないほどになったため，エレンは別の娘と警察官をしている娘婿が住む家に移った．彼らが目撃したのは，より奇妙で社会的に不適切な行動だった．エレンは以前には控えめで，ともすると潔癖でお堅い人物だったが，しばしば裸や肌もあらわな姿で現れるようになった．彼女は胸やブラジャーに固執したり，化粧品やクリームにも固執して丸ごと1本を一度に使ってしまったりした．人に聞こえるところで「でぶ」と言ったり，近所の子どもに「そのひどい赤毛を染めてもらえば」と言ったり，また，向かいの家の子どもに対して「家に帰れ」とか「他所へ行って遊べ」と言ったりするなど，他人に無作法な発言をするようになった．彼女はこうした罵りの言葉を前よりずっと平気で使うようになった．矛盾したことに，無感動で引きこもりがちであるうえに，落ち着きがなく動揺もしていて，家族が食事をとっている最中に食卓から立ち上がったりした．

エレンは甘い物好きになり，キャンディやチョコレート，オレンジ，ゼリー菓子などを沢山食べた．同時に，食事をとらなくなってしまった．店

でもチョコレートバーを手に取り，支払いを済ませずにその場で食べ初めてしまうようになった．床に落ちているパンくずをいじったり，子どもの頭をポンポンたたいたり，娘の家からものを持ち出したりなど，「使用」行為が繰り返しみられたが，他人のものを持ち出したときにはそれが元々自分のものであると主張して，後から取ったことを認め，そのことを問題にしていない様子だった．また，この2年ほど前から排泄の問題が出てくるようになっていた．検査では直腸憩室の問題であるということになったが，手術を拒否した．

　エレンはショッピングが好きでよく特定の服を買いだめしていた．娘の表現では，エレンはジーンズの"フェチ"になってしまったという．あるときエレンは義姉が着ていたジーンズのジャケットを試着したいと脱がせ，着たら返そうとしなかった．彼女が最近最も固執していたのはデニムのオーバーオールだそうだ．またブラジャーを何着も買ったり，注文した後に気が変わって返却したりして店員を困らせた．彼女は服を買っても，汚したくないからと言って着ようとしなかった．販売員には何年も失礼な振る舞いで接していた．ある日など会計のとき，買い物袋を余分に1枚もらおうとして店員に断られると，"その店で何千ドルも使ったんだ"とか，"クルージングに行くんだ"とか叫び始めた．店員に自分が何をしているのかわからないと言ったり，何の理由もなく他の店員に変えてほしいと言ったりもした．後に自分の娘に言ったことには，店員がブロンドだから有能でないと思ったのだそうだ．ビデオショップから万引き防止のアラームを解除して出て行ってしまったりもした（店員はどうやってアラームが解除されたのかわからなかったそうだ）．

　ある日彼女はピザと10本のチキンを注文した．彼女はチキンが大好きで，9本しか届いていないと電話をかけ大騒ぎしたので，店はあと20本届けてきた．そのすべてを平らげてしまった後でも，また電話で注文しようとした．そのため，娘はエレンから電話を取り上げなくてはならなかった．エレンは自分の5歳の孫娘とテレビのチャンネルのことで争ったりもした．孫はアニメを観ていたのだが，彼女はドラマが観たかったのだ．エレンはまるで子どものように，孫に自分の体を拭いたり手を洗ったりしてくれるようにと言い張り，このことで大きな摩擦が生まれて，孫が彼女

の脳のことを「調子が良くない」と言ったりした．9歳や11歳になる他の孫も，エレンが家に来ているときは友だちを連れてきたがらなかった．

　エレンは機械を使うことやデジタル時計など新しい電化製品の設定が困難になっていた．普段なじみのない電話は使うことができなかった．身だしなみも気にしなくなった．シャワーを浴びたがらなくなり，バスルームまで連れて行き，蛇口をひねってあげなくてはならなかった．エレンが自分できちんと行動できなかったからだ．家族で外食に行くときは，他の人と同じものしか頼まなかった．どの椅子に座るかもなかなか決められず，4つの椅子を試した．トイレに紙を流しすぎるようになった．ある日それが原因でトイレの水があふれてしまったが，エレンはどうしたらよいかわからず，バスルームがあふれかえるまでただ立ち尽くしていた．娘は，水が下の階の天井から染み出てきたことで，やっと事態に気づいた．

　長い間，エレンは「どこも悪くない」と言って医者にかかるのを拒んでいた．結局家族が強制的に精神科医にみせることになった．当初，抑うつと強迫性障害という診断がつけられた．後の精神科医の評価では，持続的な抑うつは認められず，また，ぼんやりとしていて時々返答が遅かったものの，MMSEは28/30点で，時計描画課題[31]でも異常はなかった．神経心理学者が彼女を評価したが，面会の約束をするために何回も電話をかける必要があった．エレンはテストを続けることを何度も拒んだが，逆にいくつかの課題に対しては非常に固執していた．彼女の返答は具体的だが，整理されておらず，分類したり，決められたことを維持したり，逆に方略を変える能力が損なわれていた．一方で全般的な知能や視空間的な推論，描画や記憶の機能は正常範囲内にあった．臨床的には"遂行機能"障害と解釈され，前頭葉型認知症の所見として一致した．造影CTスキャンの結果は正常と考えられた．精神科医は彼女の性格変化や不適切な社会行動，言動に基づいて，彼女の行動障害を"前頭葉症候群"とみなした．

　衛生状態への無関心，甘いものの過剰摂取，同じ質問を繰り返す傾向，

31：時計に文字盤と針を書き入れる時計描画課題は，ベッドサイドで視空間機能を測るためのテストとして長く用いられてきた．近年，このテストはMMSEの補助検査として認知症のスクリーニングによく使われている．描画能力や言語スキル，あるいは空間構成能力や遂行機能の低下により障害される．

3日で120回も電話をかけることは，以前のエレンにはみられなかったことだ．しかし，強迫的な潔癖症や日々着るものが決めにくいこと，また，三度夫と別居していることなどの結婚生活の不和は以前からの問題と考えられた．彼女はこれまでも疑い深い性格と言われていたし，25歳時には抑うつで精神病院を受診している（赤ん坊を階段から投げ落とそうとしたことがあった）．娘たちによれば，エレンはいつも変わっていて，衛生に固執していたという．客が帰った後は消毒剤をまいていたし，子どもに対しては「汚れるから」とコンクリートには座らないよう言っていた．また，吹き出物ができることも恐れていた．さらに，シラミには極度の恐怖症をもっていた．ただ，最高級の衣服や化粧品を買うために大金を使ったりしてはいたものの，家はいつもきれいで，愛と優しさにあふれる母だったのだそうだ．

私が初めてエレンに会ったときには，彼女の感情は平板化していて内的洞察に欠ける様子だったが，診断内容には固執していて，自分が前頭葉の病気なのかとか，ピック病なのかということを何度も尋ねてきた．記憶機能は良好で見当識もすべての面について保たれていたが，戦争や学校で起こった殺人事件など最近の出来事の詳細を述べることができず，前頭葉機能検査[32]でも重篤に障害がみられた．IQは平均的だったが，詳細な検査では明らかな保続や整理の困難，不注意などがみられた．MRIとSPECTでは非常に軽度の前頭側頭葉の萎縮が示唆された．

軽い精神安定剤を投与することでエレンの症状は軽減したが，時々薬を飲まず，家族も対処することができなかった．当初は精神病院に入ったが，後に老人病院へ移ることになった．閉鎖病棟に入れられたが，満足している様子だった．エレンからの手紙には，外にいると神経質になる旨が書かれていた．しかし，娘と買い物に出かけるのが好きで，出先ではやはり社会的に不適切な行動や子どもっぽい強迫的行動のために娘と喧嘩になった．なにかが欲しいときに反対されるのが嫌だった．たとえば，ジーンズが欲しいのに娘が反対すると，エレンは罵倒してつばを吐きかけたりした．

32：この検査では注意，順序付け，認知的な柔軟性，方略の切り替え，"ワーキングメモリ"，問題解決など，"遂行機能"に含まれる能力が必要とされる．

電話癖も続いていた．娘の家や以前の同僚，介護スタッフやその血縁者に日に 30 回もの電話をかけたので，結局電話は取り上げられてしまった．彼女は老人病院の隣人にお金を"借りた"が，その隣人のスーツケースからはスリッパやさまざまなものもなくなっていた．排泄の困難もよく問題となったが，エレンはどのように体をきれいにしてよいかわからないようだった．たいていにおいて，自分の状態について全然理解していないように見えた．

入院後に再会したとき，エレンは静かでおとなしいように見えた．世間話がショッピングの内容に及んだとき，彼女は少し微笑んだ．娘の喧嘩や電話の件を尋ねても，エレンはなぜそんなことをしたのか言えなかった．神経心理学的検査をしているとき，行動に不注意や保続が目立ち，子どもっぽいインチキをしようともしていた．また，何度もトイレに立ち，検査を離れてしまったりもした．

再度の画像検査をしようとしたとき，エレンは協力を拒んだ．娘の話では，クリスマスに家に帰りたがらず，家族が帰るように言うと首を絞めようとしたという．孫との交流もわずかで，不適切な発言も多くした．ある子には「吹き出物があるよ」と言ったり，別の子には「本当に父親が好きなのかい？」と聞いたりした．娘のサラには「お前の子は姉さんの子ほどかわいくないね」と言った．孫が読み書きを練習しているときにはそれを見て笑ったりしていたため，その子に「おばあちゃん，まるで私の妹みたい」と言われてしまった．

型にはまった同じ行動に固執する，ステレオタイプ的で強迫的な反復行動（常同行動やステレオティピーなどとも呼ばれる）はこの疾患に一般的で，中年期にこうした変化がみられる場合には診断に有用である．この症候は強迫性障害（obsessive-compulsive disease；OCD）と似ているが，その程度や特徴，内的洞察の欠如，反社会的な行動，比較的高齢期にみられる点は FTD／ピック病に特徴的である．何度も電話をかけること，決まった場所で決まったものを買うこと，ドアや窓の鍵の確認，時計を眺めること，夕食をとることに対する衝動，その他決まった時間に行うような活動は，固定化されて儀式的になる．強迫行動では，健康や薬物，身体現象（排

泄，性，睡眠)やお金に対して執着が生じる．他にも，カタログや雑誌，更にはインターネットで商品を強迫的に注文してしまうこともある．こうした患者は送られてきたクーポンや広告の目玉商品に飛びついてしまったりするので，業者の"カモ"になることも珍しくない．介護者がこれらの行動を修正しようとしたりやめるよう説得したりすると，興奮や怒り，言語的あるいは身体的な攻撃といった反応が出ることが多い．

　FTD/ピック病の患者は原則として強迫的思考について自覚しておらず，報告もしてこない．また，OCD の症例のように，自分の強迫性行動を不合理だとか過度だという風には考えず，そのことで悩んだりしない．OCD は典型的な場合，子どもや若年の時期に始まり，病気やばい菌，数を数えることや触れることなどについての考えに固執し，手洗いやその他の儀式的な行動に執着する[33]．OCD の症例では内的洞察があり，自分の強迫的行動の不合理さに気づいているために，表面的には現れなくても多くの症例が助けを必要としている．OCD と FTD/ピック病の強迫行動や常同行動は似ているが，年齢や内観，程度，強迫行動の性質，関連する行動はかなり異なる．

　以下は上記とは別の症例における常同行動や強迫行動の例である．

　……何度も何度も同じことをすることに頑固に固執している……一つのこと，たとえば庭に落ちている棒切れを拾うようなことに集中しすぎる……何度も電話をかけ続けて1か月に300ドルも使った……アイスティーを温かくして飲み，氷を別に食べることに固執していて，この習慣が守られていないと，大騒ぎをした……お気に入りのドーナツショップに一日に何度も車で出かけた……3食分を一度に用意して，キッチンを散らかす……軍人会にいつも行っている……商店街まで車で乗せて行けと固執する……物事のやり方が頑固で固執している……明るい色，特に赤色の服に固執した……店に毎日行きたがる……何度も時計をチェックして妻の時計と合わせていた……足し算と掛け算の練習を毎日した……同じ人に日に

33：ジャック・ニコルソンは映画『恋愛小説家』で OCD がどのような状態かを名演している(訳注：ニコルソンの役柄は OCD の小説家)．

6, 7回電話をかけていた……なくしたものを執拗に探した……100ピース以上の大きなジグソーパズルをやり続けていた……家中のドア，窓の鍵やブラインドを閉めて廻っていた……週に2回，YMCA(キリスト教青年会)での活動の後にしかシャワーを浴びない……車のドアや窓を執拗に調べている……歯磨き粉と電球を何度も買ってきた……宗教に固執して，教会に行く前に聖書を何章か読むようになった……一日中単語探しゲームをしていた……郵送されてきた申込書のすべての欄を書き込んでいた……ウォーキングのグループの待ち合わせ時間に間に合うことに固執するようになった……

FTD/ピック病の患者は，行動が劇的に変化する以前にも精神科的な経歴があるかもしれない．こうした例はFTDの診断から除外すべきとする主張もあり，多くの臨床家は行動の変化のみを診断上の特徴としてとらえている．たとえば，エレンは25歳のときに産後の抑うつを呈している．また，以前から清潔さには固執しており，衣服や化粧品に多くの金額を費やしていたことが記載されている．強迫傾向が，場合によっては遺伝的な要因とも関連して，後にFTDを発症させやすくするという可能性も考えられる．ダン・ゲシュウィンド(Dan Geschwind)博士の研究グループは，この説について興味深い論文を発表している(Geschwindら，2001)．エレンの中年期の変化がFTD/ピック病ではなくて，OCDと躁うつ病の併発であると考えることも可能だが，内的洞察の欠如や後期の反社会的な行動など当てはまらない特徴も多い．これまでのところ，神経学的および精神科的な意見を総合すると，FTDの診断がよりもっともらしい．エレンは，しばしば診断上のジレンマを生み出すFTDとその他の精神科的疾患(OCD，反社会性パーソナリティ障害，境界性パーソナリティ障害など)の重複を示すよい例だといえる．

反社会性パーソナリティ障害や境界性パーソナリティ障害の脳内基盤に関する近年の研究では，前頭葉が着目されている．境界性パーソナリティ障害において前頭葉が有意に小さいことを示す報告がいくつかある．「境界性」と呼ばれるゆえんは，症状が統合失調症と躁うつ病との間にまたがっているように見えるからである．この患者では持続的に不安定な自己の感

覚に苦しんでおり，怒りをコントロールするのが困難で，衝動を抑えることが難しく，気分の反応が顕著で，しばしば自殺を試みる．遺伝的な傾向に加え，親からの無視や虐待，頭部外傷が関与しているといわれている．こうした症候とFTDの症候にはいくらか重複があるが，FTDを特徴づけるのは中年期からの顕著な変化である．明らかな変化と確実な悪化がみられなければ，確定診断はできない．

　その後の追跡調査と神経画像の再検査によると，エレンの状態は変わっておらず，むしろSSRIタイプの薬で改善したのかもしれない．改善の程度は私が他のFTD患者で経験したものよりも大きく，それ自体は投薬に対する好ましい反応ではあるが，診断に疑いを投げかけたといえる．セロトニン系の薬(SSRI)やトラゾドンを用いるという治療法はOCDとFTDで共通しているため(Lebert and Pasquier, 1999)，診断の不確かさは問題とならない．家族は，エレンが脳変性疾患に罹患しておらず，単に重篤で珍しい精神疾患であることを望んでおり，私も同じくより良い予後を期待している．

　一方で，"脳の器質的疾患"であるという診断に安心する家族もいて，おそらくそれは以前からある，精神疾患を恥とする考えによるものだろう．脳変性疾患でないことが"まっとう"だとか，慢性のパーソナリティ障害や精神疾患よりも好ましいかどうかというのは社会が決めることであり，それは変化している．ある保険会社はどちらかには補償金を出すが，もう一方には出さない．器質的か精神的かという従来の区別も徐々に消えつつあり，統合失調症や躁うつ病および強迫性障害も，神経伝達物質や脳の構造学的変化など脳を基盤として説明できると考えられている．

episode 16
変えられない

遂行機能の障害
executive impairment

　遂行機能は比較的最近生まれた概念で，注意や判断，計画，順序だて，切り替え，カテゴリー化，葛藤の解消，意思決定など，かつては個別にとらえられていた心理学的要素をセットでとらえたものである．これらの多くは前頭葉と関連付けられてきているが，他の広い領域の関与も示唆されている．判断力の低下や複雑な行動を整理して行うことの困難など遂行機能の障害は，FTDの初期の兆候となりうるが，まもなく性格変化や異常行動がそれに伴い，ひいては職を離れたり社会的関係を損ねたりする結果となる．遂行機能（エグゼクティブ・ファンクション）はエグゼクティブやプロフェッショナルと呼ばれる人々にだけ必要なものではなく，あらゆる職業の人々―農業従事者でも，大工でも，レジ係でも，主婦でも，ものごとのやり方を計画して，整理し，意思決定をするすべての人々に必要である．認知機能のほぼすべてが何らかの形で遂行機能の要素を要するが，順序だてや計画，切り替え，推論，思考の柔軟性などを主に必要とする行動は，この全般的な遂行機能の指標としてテストされる．行動を"遂行"するのに必須の脳内の要素は"ワーキングメモリ"であり，言い換えれば，適切な行動を決定するために，直前に起こったことを頭にとどめつつ過去の経験と照らし合わせる過程である．遂行機能はアルツハイマー病や脳卒中など，FTD以外にも多くの神経疾患や精神疾患で障害される．また，健常者でも加齢に伴い遂行機能は低下する．遂行機能の障害は特異性は低くても，FTD/ピック病の初期にも感度が高く，最初に現れる症状となりうる．

キャロルは若々しくて小柄な女性で，最初は物忘れを訴えて私のもとにやってきた．しかし，これは少し簡略化された表現で，実際には注意力低下や整理の困難が問題だった．問題は彼女が私のもとにやってくる1年半ほど前，46歳のときに始まった．キャロルは何件か間違った口座に小切手を切ってしまい，その不注意をさまざまに釈明した．それからすぐ後，食料品店で行っているレジ係の仕事でもミスをするようになった．集中すること，何かを変更することが難しく，以前には"寝ていてもできていたこと"ができなくなっていた．時にはどうしたらよいかわからず，固まってしまうこともあった．上司が業務の様子を見に来たときもパニックに陥り，2週間ほど休みを取るように言われてしまった．しかしキャロルは，仕事に戻るのが怖くて職場に行かなくなってしまった．以前は，最も優秀で仕事の速いレジ係だった．キャロルは落ち込んで自分は使いものにならないと感じ，仕事をなくしたことを悲しんだ．

キャロルは時間は持て余すほどあったが，料理はとても単調になってしまった．チキンとマッシュルームが毎日のお決まりだった．マッシュルームを洗わずに使ったり，材料を一度に準備することができなかったりした．また，デザートがメインの前に出てきたことが家族の間の冗談となった．キャロルは仕事に戻りたいと願い，足し算と掛け算の練習に執着していて，誤りを直して正しいやり方を教えるよう，夫に口うるさく言っていた．娘に電話をかけるのに苦労し，ビデオデッキの録画予約ができなかった．見知らぬ土地を運転していると迷ってしまい，家族でホテルに行ったときには部屋を見つけられなかった．クリスマスには食事を準備することが難しく，家族が準備を引き継がなくてはならなかった．夫は，これらの多くはキャロルの自信が揺らいでいることと関連していると考えていた．彼女は子犬のように夫についてまわり，いつも一緒にいたがった．

行動を整理して達成することができないのに加え，性格の変化が現れ，キャロルは怒りっぽく議論好きになった．社会的に引きこもってしまい，娘のもとを訪ねたときにも，生まれたばかりの孫を気にするよりも，ただ家に帰りたがっていた．判断力も低下していて，電話でのセールスに対して電話を切らず，娘に止められてもすべてのセールスマンと話していた．物がなくなると，そのうち出てくるまで待つということはせず，しつこく

探していたり，白いブラウス一着買うために一日中ショッピングを続けたりと，すべてに時間がかかった．同時に彼女は，家を以前のようには掃除しなくなってしまった．また，ベッドの上にはマットレスやカバーやシートなど，6つもの層を間違った順序で重ねた．洗濯した後も，衣服を塊のまま放っておいて，きちんと畳まなかった．以前は決してなかったが，食事を手で食べるようになり，体重が増えた．料理を作りすぎることがよくあり，キッチンを散らかったまま放ったらかしにして，それを指摘されると言い訳しようとした．

　家族歴にも前兆があった．キャロルの母は認知症で13年間介護施設にいた．母の症状には物忘れもあったが，過去の出来事は比較的覚えていた．また，明らかな認知症症状が出る前から"変わった性格"であったという．彼女は60代のころから，ブラインドを閉めて家に一日中閉じこもったりといった，固執的ともいえる行動をとるようになった．また，清潔にも関心がなくなり，後々には自分で身の回りのことができなくなった．母方の祖母も"統合失調症的疾患"という診断で入院していた．彼女は靴下にお金を溜め込んでいたそうだ．また，家に閉じこもり，不適切なことを言っていたという．

　キャロルは不安そうで，自分の問題について話し合っているときには少し泣いたりした．しかし気分の落ち込みや自殺願望は否定した．認知機能の多くの側面が，遂行機能障害の影響を受けているように見えた．引き算課題やWORLDのつづりを逆から述べることができなかった．また，交差している五角形の模写ができず，3段階の口頭命令に従う際には間違えた．神経心理学者からの報告では彼女は不安や抑うつを伴った"偽認知症"状態とのことだったが，前頭葉性行動質問紙(frontal behavioural inventory；FBI)(Kerteszら，1997)の得点は36点で，明らかに前頭葉型認知症の範囲内だった．CTスキャンでは前頭側頭葉の萎縮がみられ，FTD/ピック病の診断が裏づけられた．かなり議論した後に，家族は抗うつ薬を試すことに同意してくれた．

　セルトラリンと呼ばれるSSRI系の抗うつ薬の投与を始めてから2か月後，脱抑制や注意力低下は未だに大きな問題だったが，キャロルの自信のレベルは上がっているように見えた．以前より自発的に見えたが，ときど

き非常に疲れるとも言っていた．家族はキャロルが"抱きつき好きでキス好き"になったことに気づいた．義理の両親に対してでも，軽いフレンドリーなキスではなく，長めでウェットなキスをするのだという．また，会話中に他人の個人的な話に立ち入ってしまった．彼女はミスマッチな服を着ていたが，外見に以前よりは気を使っているようで，友人や日常の活動にも興味を持っている様子だった．

残念ながら，不適切な行動と議論好きはあまり改善しなかった．キャロルは飼い犬を隣家の庭に放し，隣人が花壇の犬の糞について苦情を言ってきたときには失礼な応対をした．彼女は使用行為のような症状も呈し，何でも触ろうとしたり，電子レンジのボタンをでたらめに押したりした．犬を散歩に連れて行く以外は，一日中テレビを観ていた．リモコンでチャンネルを合わせるのには2段階のステップがあったので，時として目的のチャンネルに合わせるのが難しいことがあった．

キャロルは見知らぬ人に特に理由もなく近づいて，失礼なことを言ったりした．彼女の会話は時として無意味で，くだらなく，不適切だった．内容のあることを言えないときはつなぎ言葉を使い，月並みな言葉を繰り返していた．会話の止め方がわからないような様子で，同じ話題や冗談を繰り返しており，その反復再生を止めるのは難しかった．たとえば，"ブルースバー"に行きたいということを短い間に何度も言ったりした．また，他に気に入っていた話題は"赤ん坊がどうやって彼女のつま先で遊んだか"だった．キャロルは他人が話しているのをさえぎったり，また，無理やりに話題を戻したりした．他人の話を誤解したときには，被害妄想のような反応をした．

レストランでは，キャロルが材料を理解できず，ウェイターに一つひとつ説明をさせるため，注文をするのは難しく決まり悪いものだった．それが終わると結局，彼女は隣の人が頼んでいるものと同じものを注文した．また，見知らぬ人とでさえ料理を分けようとするようにもなった．レストランから帰る人や劇が終わった後に外へ出る人たちについていくことができないという，変わった障害も示した．そういうときは大体，エレベーターの前で立ち往生していた．そのたびに彼女は"子どものように"連れて行ってもらわなくてはならなかった．

キャロルの夫であるポールからの話は少々違っていた．彼はよくキャロルをかばっていて，明らかに未だに彼女に恋していた．ポールは娘たちよりも寛大で，キャロルのために多くの時間を割くことを厭わなかった．彼は，変化の良い側面を見ていた．たとえば，キャロルは周囲に対する注意が低下していたが，かつては彼女を当惑させたものに対する注意も減っていた．娘たちはキャロルの不注意のため，運転に不安を示していたが，夫は問題にせず，一緒に車で出かけていた．数か月後にキャロルは運転に対する興味を失い，車のキーを要求することはもう決してなかった．運転はこの疾患に関する問題のなかでも複雑で困難なものだが，キャロルはこの問題が比較的幸運に解決した例といえるだろう．

　次に私がキャロルに会ったときは50歳の誕生日で，夫も娘たちも明らかな悪化を感じていた．キャロルが他人の言うことに耳を貸さないことや，簡単なものであっても目の前のものを認識できないことを，家族は懸念していた．目の前にある瓶を取るように言われても，辺りを見渡して探していた．時には，車に荷物を載せた後どうしたらよいかわからず，車の前で立ち尽くしたり，娘に車はどこか聞いたり，前部座席と後部座席を混同したりした．キャロルは，手をどうしてよいかわからない様子だった．スロットマシンをやりにいったとき，やり方を見せられた後でもどうやって始めてよいかわからなかった．日常生活のほぼすべてに困難があった．新聞はもう読めず，テレビの内容も理解できなかった．

　翌年にキャロルがやってきたときには，言語的能力にも低下がみられ，まだ流暢に話すことはできたが失語症患者のようであった．"flag"を"slag"と言うような錯語的誤りが幾つかみられた．理解の障害は"意味性認知症"を示唆するものだった．復唱や口頭命令に従うこと，文章を書くことや単純な図形を模写することも困難だった．彼女の反応は何でも"いいわね(nice)"で，保続的でふざけているような感じだった．3つの単語を繰り返して言ってもらうときも，すべて言い終わるのを待てなかった．3段階の命令に従う課題を理解することができず，その一部分を繰り返した．注意力の低下はすべての記憶に関連する課題に影響した．神経学的には失行がみられたが（口頭命令に従えないだけでなく，物品を目にしてもどうしたらよいかわからず，動作の模倣もできない），基本的な運動機能

は正常だった.

　数年後にはさらに症状は悪化した.キャロルは自分では何もすることができなくなっていた.トイレに一人で行けず,汚れたトイレットペーパーで鼻を拭いてしまい,体をきれいにできなかった.下着や服による脚のかゆみをとても気にしていた.同じことの繰り返しに固執して,夫にあれをやれ,これをやれと口うるさく言っていた.また見知らぬ人に"ねえ"と声をかけて立ち止まり,話をした.彼女の会話は最初は十分普通に聞こえるので皆会話をするのだが,ほとんど内容がなかった.興奮に対しては精神安定剤が処方され,よく眠れるようになったようだった.

　四度目に会ったとき,キャロルはまだ口数も多く協力的で,過去の私との面会について驚くほどよく覚えていた.発話は流暢で文法的には問題がないが,決まり文句が何度も出てきて,自分の言いたいことをわかりやすく言えなかった.彼女は2001年9月11日の出来事(アメリカ同時多発テロ事件)を覚えていたが,しばしば単語が出てこなかったり,間違った単語を言ったり,保続が出たりしてうまく表現することができなかった.交差している五角形の模写はできず,文字も自分の名前以外は書けず,セーターの間違った袖に腕を通してしまうといった着衣障害もみられた.また,動作の模倣や物品使用の障害(観念性失行)もみられた.

　ポールは1年後に電話で,キャロルが介護施設に入り,ほぼ無言で,失禁があり,おむつの中へ手を入れて排泄物をいじったりする,と報告してきた.キャロルはすぐに転んでしまうため,たいてい車椅子に乗っていた.最近の再検査では,歩行は引きずるようになり,姿勢は後ろ右に傾いていて,見上げたり見下ろしたりができないなど,進行性核上性麻痺(PSP)の特徴を呈しており,遺伝子検査も行われた(episode 8参照).タウ突然変異の検索は陰性で娘たちは少し安心したが,キャロルの疾患が遺伝するか否かは未だ不確かなままだった.

　キャロルは仕事上の失敗や,これまでルーチンで行っていた複雑な仕事ができなくなるといった徴候を呈した.当初これらは,彼女が仕事をうまくできないための不安や抑うつと関連していると思われていたが,今考えると前頭葉が関与する遂行機能障害であり,不安は二次的なものだったと

考えられる．その後まもなく複雑な家事，特に食事の準備のような，順序だてが必要なスキルを失った．

　遂行機能の障害はFTD/ピック病の初期症状の一つであるが，明確な訴えには最もなりにくい．時として遂行機能障害は疾患のごく初期に現れるが，比較的若い人が並行作業や変化する労働環境に対応できないのは不可解なものだ．行動や性格の変化がない場合，抑うつや"燃え尽き症候群"のような診断が下されることがよくある．確かに抑うつは遂行機能障害の大きな一因となりうるが，悲哀感や自己無価値感，自殺念慮，流涙，睡眠障害などの特徴が非常に際立つ．遂行機能障害はアルツハイマー病の初期でもよくみられる．脳卒中や頭部外傷，脳炎，そして健常な加齢も含め，遂行機能障害は脳のあらゆる変化の特徴として現れる．しかし，進行がゆっくりで潜行しており，比較的若い年齢で孤発的にみられ，かつ脳腫瘍やその他の緩徐進行性の脳疾患が画像的に否定できた場合には，FTD/ピック病が診断の有力候補となる．後に行動や言語の障害が生じた場合には診断がさらに確定する．この確定には，キャロルの例でもわかるように，大体1年以上のフォローアップが必要となる．

　キャロルの場合はさまざまな点においてFTDの典型例といえるが，視覚の問題として複雑な状況を見て認識する能力の低下など，変わった特徴もあった．このことはフランク・ベンソン(Frank Benson)らが記載している"後方皮質の萎縮(posterior cortical atrophy)"のような他の神経変性疾患の診断の可能性を示唆する．この患者では目の前のものが見えない，あるいはそのものが何のためのものか，どのように使うものかがわからないと訴える．しかし，キャロルの場合は物品や状況の意味理解といった他の複合的なプロセスが関与していそうだ．徐々に悪化した単語理解や，ものを理解したり名前を述べたりする能力の低下は"意味性認知症"ということができ，間違いなく彼女の症候に影響しているだろう(episode 5参照)．

　視覚性の問題でもう1つ考えられる原因は，垂直方向への注視麻痺と側方への注視の障害が，ものを見るのを妨げていたということだ．また，彼女は単純な物の使い方がわからない様子が時々みられたが，これは観念性失行として文献に記載されているもので，以前の章で取り上げた大脳皮質基底核変性症(CBD)の主要な特徴でもある．これはキャロルの初期にお

ける仕事上の失敗にも関係しているかもしれない．社会的に不適切な行動や不作法，執着，頑固，無関心，他人を無視すること，そして言語障害は後から生じた．キャロルの症例は，FTDが遂行機能障害と観念性失行の組み合わせから始まり，その後すぐに性格や行動の変化，意味性認知症様の言語機能の低下が現れ，最終的にPSPやCBDの症状が生じる流れをよく示しており，また，FTD/ピック・コンプレックスが運動と眼球運動の障害をも含むことが確認できる(「歴史上・生物学上から見たFTD/ピック・コンプレックス」参照)．

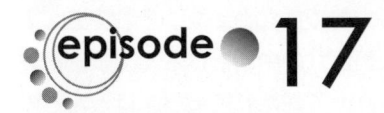

episode 17
"満ち足りない"無関心
関心と洞察の欠如
lack of concern and insight

　ネルソンは元々は恥ずかしがり屋で控えめな会計士だったが，65歳を迎えてから性格に変化をきたし始めた．娘と義理の息子がどのようにセックスしているのだろうと大声で話したり，つがいの小鳥がたわむれているのを見てセックスしていると指差したりした．必要のない食料品を買ったり，買い物をしている最中に妻に言い寄ったり，時には，聞かれたことと全く関係がないことを話したりもした．娘がアイスクリーム屋に行きたいかどうか尋ねたときは，「イヤ，俺は踊れないんだよ」と答えたのである．ネルソンは電話の勧誘で，2,000ドルもする不要な窓を購入した．見知らぬ他人をつかまえて話し始めたり，他人の足が太いと大きな声で言ったりすることも，不適切な言動の例である．攻撃的になって飼い犬に物を投げつけ，時々意味もなく笑うこともあった．
　ネルソンの妻は自殺を図った（夫の著しい性格変化に苛立ち，うつになったのである）．しかし，彼は何の感情も表わさず，何事もなかったかのように，テニスやクロスカントリースキーを再びやり始めた．ネルソンの無関心と驚くほど超然とした態度に娘たちはショックを受け，父親は身体こそ健康そのものだがどこかがひどく病んでいるに違いないと確信して，その答えを見つけようとしたのである．
　私がネルソンと会ったのは，発症から2年を経過したときだった．彼は具合が良さそうに見えたが，よそよそしく，歯車が噛み合わないような感じを抱かせた．通常のスクリーニングテストでは，日付以外の見当識に問題はなく，それもあとから思い出すことができた．彼は何回も診察室を

出て行くなど落ち着きがなく，検査に協力的ではなかった．それでも，大きなトラブルなく連れ戻すことができ，何度かの中断をはさんで検査は終了した．ネルソンは障害より認知面が際立って保たれており，ほとんどの臨床家が認知症とはみなさなかっただろう．

　ネルソンは口数が少なくなりがちで，話す文も短かったが，文法や構音は正常だった．記憶は問題ないように思われた．彼の返答は軽薄で表面的だったが，何をしていたのかいつも私に詳しく話すことができた．私が水を向けるまではたいして話そうとはしないものの，最近の政治の出来事も覚えていた．彼は，OJシンプソンが妻と男性を殺した容疑で裁判にかけられていることも知っていた．そして，理由を説明することはできなかったが，おそらくシンプソンが犯人だと考えていた．読書好きとのことなので，最近読んだものについて訊ねると，ジョン・ル・カレの『リトル・ドラマー・ガール』と答え，その小説の内容を私に説明してくれた．私が彼に尋ねたこととは何の関係もない内容だったが，書字では綴りの誤りもなく完全な文を書くことができた．MMSEの重なった五角形は，線が若干歪んだがどうにか模写することができ，2桁の割り算をすばやく暗算で計算することもできた．

　MRIでは，右半球優位の前頭葉萎縮が明らかだった（図6）．ネルソンが郊外の介護施設に入院してからのことは，われわれにはわからない．だが，彼の娘は，診断には病理学的な証拠が重要だという話し合いを覚えていてくれて，発症から約8年後に彼が死亡したとき，連絡をくれたのだった．

　ネルソンの脳には，ピック病の重度の脳萎縮の特徴とされる，脳回がナイフの刃のように見える重度の前頭側頭葉の萎縮がみられた．肥大した神経細胞（ピック細胞）と多数のタウ陽性封入体が，皮質下の神経細胞とグリア細胞のほとんどにみられ，病理学者は組織にピック病と大脳基底核変性症（corticobasal degeneration syndrome；CBD）の両方の特徴が認められると考えて，遺伝性のタウ蛋白異常にも似ていると判断した．病理学者は時折厳密な違いを討論する．典型例ははっきり区別できるとしても，病理学的所見は，2つの疾患が関連していると考えられるほど重複していることもある．違いを強調する病理学者もいるし，より大きな観点から，同じ病気の種類として見る病理学者もいる．

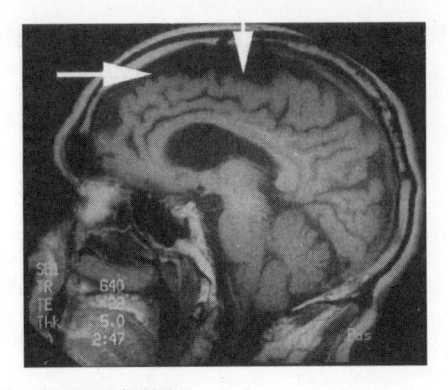

図6 脳MRI矢状断
矢印は前頭葉の萎縮を示している．脳の後方部分は正常
である．白い部分が脳で，黒い部分は液体である．
(行動に関して提示)

　満ち足りた無関心(la belle indifference)という用語は，通常，麻痺や視力低下といった障害にはっきりとした関心を示さない患者に対して用いられる．これは，身体的疾患のない若い女性にしばしばみられる"ヒステリー"徴候と考えられていた．今日では，そのような性差別的な見方は否定されているものの，概念はまだ使われており，情動障害が身体化された"ソーマタイゼーション"（ソーマ＝身体）という曖昧な呼び方をされている．そのような精神力学的あるいはフロイト主義的な説明では，しばしばその底流をなす情動的な精神的外傷が引き合いに出される．その精神的外傷を患者がとても受け容れ難いために，葛藤が麻痺や視力障害に身体化され，それに対して患者は無関心という態度で適応するというのだ．
　奇妙な行動変化が比較的孤立して生じた場合には，FTD患者にヒステリーという診断を下す要因となるかもしれない．これは，原発性進行性失語(episode 4を参照)重度の言語喪失に他の認知障害が随伴していない場合には，でも起こりうることである．このような一例に，さほどの困難もなく2人の子どもの世話をしながら働き続けることができた看護師がいる．彼女に孤立性に生じた発話の問題は，最初に診察した医師から"ヒステリー"とみなされた．"ヒステリー性の緘黙"を，何かについて話すことを受け容れ難い場合に発現する神経症性の変化の一つとして記載したのもフ

ロイトだった．FTD 患者たちの行動がどれほど奇妙で不可解であっても，フロイトの説明を当てはめるのは難しい．

　疾病の否認もまた心理的な要因によって説明される．しかし，多数の証拠から，われわれは，これが局所病変によって引き起こされた右半球機能障害と強く関連していることを知っている．無関心でどこかが悪いことを否定する FTD 患者には，著明な右半球障害があるように思える．

　麻痺への無関心は，右半球の脳血管障害の急性期や脳腫瘍では比較的一般的に認められ，それが左側の無視や疾病の否認と関連している場合，病態失認（病気を認識できないこと）と呼ばれている．最初に左半側無視と否認とを併せて記載したのは，ポーランド出身の著明なフランスの神経学者であるジョセフ・バビンスキー（Joseph Babinski）である（19 世紀のパリでは，彼の兄が一流の料理人として，少なくとも彼と同じ位には有名だっただろう）．私はこのことが奇妙で不思議だったが，episode 7 の"他人の手徴候"の議論では，比較的高い頻度で認められている．同様な病気の認知あるいは洞察の欠如は，ほとんどの FTD/ピック病の患者の行動でみられる．彼らの一部は上辺だけの軽い雰囲気で「私はピック病だ」と言うだろうが，それは深い理解を伴うものではない．たいていは自分たちには何も問題もないと言うか，せいぜい忘れっぽいと主張するくらいのものだ．しかし，家族やその他の人に向けられた無関心は，妻の自殺を嘆かないだけではなく気づくことさえも困難だったために家族に衝撃を与え，身体的，認知的には問題ないがどこかがひどく侵されているのだとつくづくと思い知らせたネルソンの場合のように，よりいっそう周囲を動揺させるものである．FTD にみられる無関心な有様や浮世離れした症状の例をここに挙げておく．

　孫を無視する……家族に何の関心も示さない……訪問した従兄弟をほんの数分で追い返した……孫に会いたがらなかった……妻の病気について訊ねなかった……兄弟の死を無視した……感情が浅薄になる……怒ったり不安になるのが当然のことに何らの感情も示さない……沈黙という意味ではなしに妻の最期に何の反応も示さなかった……クリスマスに家族と何の会話もかわさなかった……子どもがどうしているのかを気にかけない……感

情が平坦で何の反応もない……家族と夕食をとらなくなった……新しく生まれた孫の赤ん坊に興味がない……家族の病気に適切ではない反応をする……娘が精神科に入院していることを忘れた……話している相手に興味がないようにみえた……母親が死んだときに涙を全く流さない……父の葬儀に妻と出かけようとせずに「一人で行っていいよ．もう大きいんだから」と言った……

　無関心はFTDの初期症状の主要な構成要素であり，しばしばアパシーと関連づけられる．FTDの患者は，いわれなければ自分自身ではほとんど何もしないので，"自発性の欠如"と名づけられている．これは，しばしば自発話の欠如や発語の減少（"logopenia"として以前のエピソードで論じている）と一緒に生じる．何かをすることに対する彼らの関心の欠如（amotivation）は，広義の感情鈍磨に含まれる．しかし，アルツハイマー病とうつ病，FTDの感情鈍磨の間には明らかな違いが認められる．アルツハイマー病の患者は，認知機能が低下していって感情が鈍くなる．このような症状は発病後しばらく経ってからみられるようになり，発症後早期よりもむしろ時間がたってから出現する．彼らはそれ以上やるべきことを思いつかないために，行動しないのである．

　FTDの初期症状としてよくみられる感情鈍磨は，うつ病によくみられる悲しみや流涙，睡眠障害，自尊心の欠如や自殺企図，あるいはアルツハイマー病を特徴づける重度の記憶障害とは関係ない．FTDの患者はひょうきんになることも，饒舌になることも，落ち着きがなくなることもあり，決まった事柄を強迫的といってもいいくらいにやり続ける．他人に対する無関心ややる気のなさは，静かに蔓延しているうつのアパシーとは異なっている．多くのFTD/ピック病の患者において無関心は，社会的な抑制欠如や個人的だらしなさと結びついて，最初に家族が気づき，次いで他人が気がつく奇妙さの原因になっている．無関心と情動反応の欠如は，社会的・個人的な行為の結果に対する思慮不足とともに，社会的相互関係を失敗させることになる．

　ジョン・フルトン（John Fulton）とCFヤコブセン（CF Jacobsen）は，二人ともイェール大学の生理学者である．彼らは，前頭葉の機能が活動や攻

撃性を制御している重要な実験的証拠を見出した．このことが，神経症や重度の不安症に対する外科的治療としてかつて行われ，現在では放棄された前頭葉ロボトミーを生み出したのである．2匹のチンパンジー，ベッキーとルーシーは特別不安に陥りやすく，攻撃的で"扱いが難しかった"が，両側前頭葉を部分的に切除した後は穏やかで扱いやすくなったのを彼らは観察した．ポルトガルの神経学者エガス・モニス（Egaz Moniz）は，1935年の世界神経学会で彼らの話を聞いて，神経外科の同僚であるアルメイダ・リマ（Almeida Lima）と一緒に，前頭葉ロボトミーの手術をヒトに応用し，このなかなか容認するのが困難な手法によってノーベル賞を受賞したのだ．

　その手術の最初の成功は，術前には自傷他害の惧れがあるため閉鎖病棟に閉じ込めなくてはならなかった患者に，驚くべき行動変化を引き起こしたことであった．術後に彼らはおとなしく穏やかになり，なおかつ記憶や知性，言語は保たれていた．しかしながら，この変化が高くつくことがすぐに明らかになった．彼らの人格は変容し，無関心になり，意欲が低下し，奇妙で，映画『カッコーの巣の上で』でジャック・ニコルソンが演じたキャラクター（訳注：ニコルソン演じる主人公は詐病で入院した精神病院で反抗的な態度をとり続け，最終的にロボトミー手術を施されてしまった）のようになってしまったのである．

　前頭葉内部（"内側"）の皮質，特に意欲や活動性を司っている帯状回（帯状に下部の構造を取り囲んでいることからこのように言われる）が重要であることを確信させるに十分な量の証拠が，脳損傷例の検討や機能的活性化研究から呈示されている．この領域は，眼窩皮質（眼球の上部の前頭葉）や側頭葉，特に扁桃体と呼ばれるアーモンドの形をした灰白質と連結していて，うつや躁とも関連する情動的な活動の制御回路を形づくっている．その同じ神経システムがまた，他人や社会との関係を制御しており，われわれの人格を形成しているのだ．こういうわけで，無関心と社会的不適性とが，極めて高い頻度で結びついてFTD/ピック病の人格変化を形づくるのである．

　意欲は，衝動，欲求，意思，努力などの行為や目的に向けられる心的過程あるいは心的行動である．行動をどのように始めるか，維持するか，方

向づけるか，また中止するかといったことは，前頭側頭葉の回路に関与する数多くの精神障害によっておおいに影響を受ける．意欲が低下する障害は，ここで紹介したFTD/ピック病やうつの患者だけではなく，多くの場合前頭葉が障害される頭部外傷，陰性症状が前頭葉や側頭葉の代謝を低下させる統合失調症，そして脳萎縮においてさえ認められる．意欲が過剰になる障害もみられることがあり，FTD患者においては意欲低下と意欲過剰の症状のいくつかが矛盾しつつ同時に存在するのである．

　躁病は過度で時には大げさなほどの目標志向的な行動がみられ，饒舌で，高いリスクを極端に求め，楽しげな活動状態が認められる．側頭葉てんかんは，時には過剰な宗教性，書字過多，語漏，行き過ぎた哲学性や性的亢進を伴い，ゲシュヴィンド-ガストー症候群とも呼ばれる．これらは，通常若い患者にみられ，てんかんが基盤となっているが，いくつかの点でFTDと似ている．さまざまな依存症は，欲求，衝動抑制困難，過敏性や強化と関連しており，動物ではバナナや甘い菓子によってだけではなく，前頭側頭葉のある特定の領域の損傷によっても再現することができ，この損傷がその動物を何度も何度も電気ショックに向かわせるのである．

　衝動の障害によって，確認したり，整頓したり，手を洗ったり，時間を気にしたり，隠し持ったり，食べたり，電話をしたり，歩き回ったり，買ったり，万引きしたりするような強迫的行動を制止できなくなることもある．FTD/ピック病や強迫性障害(obsessive-compulsive disorder；OCD)では，前頭側頭葉のどこかの神経回路に問題があり，セロトニンやドパミンのような神経伝達物質に異常があるため，このような行動が出現するのだろう．冷静な論理からだけではなく個体にとっての情動的重要性という側面からも評価される環境刺激の報酬価値は，これらの複雑な神経回路に関連する．活動性，目的志向的な行動の強さや方向性はまた，計画能力，配列能力，精神的なエネルギーによっても決定づけられ，これらは，前述した概念である前頭葉の実行機能の一部をなしている．

　覚醒や活動性は，パーキンソン症状に類似したFTD/ピック病の運動障害との関連で論じた大脳基底核や錐体外路系によっても調節されており，その結びつきは相互的である．パーキンソン病の強迫的な特質や性的亢進は何年にもわたって観察されており，近年では，特に，ドパミンのアゴニ

ストであるレボドパという化学物質が与えられた場合に，ギャンブル依存症がみられることが注目されている．

episode 18
子どもになった父親

幼児化
childishness

　サリーは，誰かが家に入ってくる物音ではっとして目を覚ました．ナイトテーブルの上の目覚まし時計を見ると，午前4時であった．サリーは20代の後半で夜はぐっすりと眠るほうだが，最近は父親であるゲイリーの行動にずっと悩まされていたので，そのときも父のたてている物音ではないかと思った．彼女は父が夜にショッピングモールを徘徊するのに慣れていた．父は昨夜もタクシーで商店街に出かけ，ショッピングモールが閉まっていたので，早朝真っ暗な道を歩いて帰ってきたのだ．
　ゲイリーは，52歳で妻を亡くした．妻が死んだとき，彼はどこか超然とした様子だった．サリーはこのことや，その他の父の不注意さが気がかりだった．ゲイリーは，言われたことをちゃんと聞いていないようで，するべきことがわからず，「混乱」することが時々あった．また，ゲイリーはお金を考えなしに使うようになり，教会や慈善団体に月に何度も寄付をした．電話で寄付の手続きをしてしまうことも時々あった．ゲイリーが若くして引退し年金生活者であることを考えると，これはよくないことだとサリーは思った．サリーが料理を引き受けるようになり，父には家事を手伝うことを思い出させなくてはならなかった．最初の診察で，ゲイリーは「軽度認知障害(mild cognitive impairment；MCI)[34]」と診断された．2年後の再診時には明らかに悪化していた．ゲイリーは，何度も赤信号を無視して自動車事故を起こし，運転免許を取り上げられた．ゲイリーは，ドネペジル(コリンエステラーゼ阻害薬)を処方された．不注意な行動はアルツハイマー病でみられる記憶障害を示唆したからである．しかし，彼の発症

年齢の若さは，この診断としては異例だった．
　その後，彼の脱抑制と奇妙な行動は診断に関する疑いを強くした．かつてはシャイな人だったが，今はむしろずうずうしくなっていた．デイケアではよく冷蔵庫のところに行って他の人の食べ物を勝手に取っていった．別のときには管理人の後について屋根に上がったりした．散歩の会に参加し始めたが，しばらくするとゲイリーの散歩は終わりのない徘徊になっていった．その日の散歩の会が終わっても，帰らずにショッピングモールの中を歩き回り，タクシーで家に帰ってくることが頻繁にあった．散歩の会に時間通りに着くことにとりつかれ，行くことができないと混乱した．奇妙な食習慣も現れてきた．外で食事するとき，目の前にチョコレートケーキを置かれると全部食べてしまい，必ずおかわりを要求した．いつやめたらいいかわからないようだった．一度，商店街で見知らぬ人の肩越しにその人のポップコーンに手を伸ばしたことがあった（それはテレビのドッキリ番組で失礼な店員に扮した俳優が客の食べ物をガツガツ食べたり，客の飲み物をガブガブ飲んでしまう場面を彷彿させた）．ゲイリーはナイフのかわりに手を使って食べ物をフォークにかき寄せた．ファミリーレストランの通路でコーヒーのおかわりを待っていて，すぐにおかわりがもらえないと，カウンターに行って自分でコーヒーを入れた．
　火曜日と日曜日だけひげを剃りシャワーを浴びるといった奇妙な日課が，特に明らかな理由もなく出てきた．ほかのときはシャワーを浴びることを思い出させなくてはならなかった．ゲイリーは，エコーのように繰り返し質問した．娘が塩を取るように頼むと，「塩を取る……塩を取る……塩を取る……塩を取る……」と小声で繰り返し，娘が止めさせるまで続けた．ラジオで聞いたフレーズも繰り返した．本は何度も繰り返し読んだが，本の内容を聞かれると答えられなかった．言語能力は低下し，以前のよう

34：「軽度認知障害」は，何でもかんでも突っ込んだカバンのような診断である．たいてい患者は，アルツハイマー病と診断される段階（明らかな根拠はないが）に達していない記憶の変化だけを示し，自立して日常生活を続けることができている．多くの患者は，やがてこの境界を越えることになる．ゲイリーはこのうまく定義されていない診断カテゴリーにあてはめられた早期のFTDの例である．この後，ゲイリーの行動はFTDと間違えようのないものとなっていった．

に自分から話せなくなり，言葉を探すのが難しくなった．

　ゲイリーの子どもっぽい強情さと執拗さは，サリーには「トンネルから見た視界」のように思えた．彼が何かしたいときには，理屈に耳を貸そうとしなかった．たとえば，鉢植えにキャンディの包み紙を投げ入れ，娘にそれを見つけられると，まるで子どものようにサリーの目を盗んでもう一度投げ入れようとした．ある日，ゲイリーは明らかに他人から取った菓子の大袋を持ってデイケアから帰ってきた．デイケアは彼が順応した日課の一つになり，特にダンスが好きだった．ゲイリーは我慢ができず，突発的に行動した．数分待たなければならないとき，ゲイリーは両手をこすったり太ももを叩いたりしながら歩き回り，どこかに行ってしまうこともあった．サリーが新しい車を買う話をするとその場ですぐに買おうと言い張り，彼女が考えていたステーションワゴンではなく非実用的なスポーツカーを欲しがった．

　ショッピングモールを歩き回っていたとき，ゲイリーは食事コーナーの売店からナプキンを取ってきて家に持ち帰った．ナプキンはドレッサーに置いて鼻をかむのに使った．時々，食事コーナーでひっきりなしに鼻をかんで周りの人をいらだたせた．歩きながらジュース缶を集めては，それをつぶし，ポケットに詰め込んでジャケットをボロボロにしたりした．見知らぬ人のテーブルに座り，人が読んでいる新聞の一部を断らずに取った．お金を払わずにデパートの書籍売り場から本を持っていった．最初サリーは，彼がその本をカタログと間違えたのだろうと思ったが，彼は腕の下に本を隠してこっそりと家に持ち帰ろうとしていた．サリーが本を返すと言うと，「先にそれを読ませて」と言った．最近とりつかれている食べ物はホットドッグで，デイケアでは彼からお菓子を取り上げるのに苦労していた．

　診察では，ゲイリーはうつろな笑顔を浮かべ，言われた言葉をオウム返しに言った．たとえば，「手を広げなさい」といった指示を繰り返した．額を叩くと瞬きを続けた（眉間叩打反射），これは前頭葉皮質の抑制から外れていることを示している．また，筋緊張や関節の抵抗がやや亢進し，「gegenhalten[35]（抵抗症）」となっていた．前頭葉性行動質問紙（frontal behavioral inventory；FBI）では43点と高得点であった．これは12点であった2年前の最初のFBIのスコアと対照的であった．娘は，ゲイリー

に多くの症状があることをはっきり認めた．衝動性，落ち着きのなさ，社会不適合，判断力の低下，度を越したふざけ，保続，とりつかれたような執着，無秩序，人格無視，具体性・柔軟性のなさ，無関心，自発性のなさ，アパシーという症状であった．彼は抗うつ薬のトラゾドンを投与され，落ち着きのなさは少し改善した．

　発症から大体5年後には，こわばったすり足歩行をするようになった．ナイフやフォークが使えなくなり，肉は切ってやらなくてはならなくなった．シマリスのように食べ物で口をいっぱいにし，誰かが飲み込むように言わなければならなくなった．ゲイリーは見知らぬ環境，たとえば，トロントにいるもう一人の娘の所へ行ったりすると，失禁しベッドを濡らしたりした．サリーは，たいてい父親を決まった時間にトイレへ連れて行って，これを防いでいた．ゲイリーは日中ディズニー映画を観たり，『ハリー・ポッター』を読んだりして過ごし，週に5日はアルツハイマー病患者のデイケアに参加した．ゲイリーは一番若い参加者だった．

　その後の診察では，こわばった笑顔で，何でもエコーのように繰り返して話すことが多かった．何かに対する答えがわかっていると，時々完全な文章を話した．たいていはとても小さな声で，さらにはささやくように話をした．パーキンソン症状は明らかになり，筋強剛も強くなっていた．腰の曲がった前傾姿勢で，すり足で歩いた．バランスが悪く何度も転倒した．上を見ることが困難であった（注視麻痺）．パーキンソン症状の治療のためにレボドパ[36]が試されたが，効果が十分でなかった．ゲイリーの症状は，進行性核上性麻痺（PSP）の症状と一致していた（episode 8参照）．私が最後に診察したとき，彼は緘黙状態で車椅子に乗り，上下を見ることもできなくなっていた．

　サリーは下の娘だったが，父親の世話をするために学業や仕事を後回しにした．それは子どもと親の役割の逆転であった．サリーが献身的に不平も言わずに介護したおかげで，ゲイリーは長く自宅で暮らすことができた．

35：前頭葉障害の早期の神経徴候で手足を動かされたときに抵抗感がみられる（gegenhalten＝ドイツ語で「対抗して保持する」．神経学の専門用語に含まれる）．
36：レボドパ，商品名 Sinemet（カルビドパ・レボドパ合剤．日本では商品名メネシット，ネオドパストンにあたる）．

episode 18. 子どもになった父親　151

　FTDの患者と一緒に暮らすことは，精神力と人格に対する試練であったけれども．このような介護者はサリー一人ではなかったが，私の施設に来る多くの献身的な介護者の中で，サリーは一番若かった．最後には，ゲイリーは動けなくなり，失禁もあったために介護負担が大きくなり，介護施設に入らなければならなくなった．数年後，ゲイリーは死亡した．剖検結果では，FTDに典型的なユビキチン陽性の封入体が示された．この封入体はPSPでは普通はあまりみられないが，この結果はPSPがFTDと何らかの関係があることを示していた．サリーは父親の死後，バラバラになった人生の断片を拾い集める作業を始め，われわれの施設のピック病サポートグループに参加して活動している．

　この子どもと親の役割の逆転はアルツハイマー病でも同じように起こり，大人になった子どもが，連れ合いを失くしたり独身であったりする親，時にはともに障害をもつ両親の介護をしなくてはならなくなる．「サンドイッチ世代」は，親の介護と子どもの世話との間に挟みこまれてしまう．サンドイッチ現象は，特に介護者の子どもがまだ家庭にいて独立していない，若いFTDの家族で著しい．特にFTD患者の子どもっぽさが頻繁になると，辛い状況になる．以下は，度を越したふざけ，とりつかれたような執着が重なった，FTD患者の子どもっぽさを示す印象的な例である．

　ターザン映画を観ながら，テレビチャンネルをカチャカチャして「サーフィン」する……子どもみたいなジョークやからかいをいつ止めるべきか分からなかった……ブルルン，ブルルン，と車で遊んでいる子どもみたいな音を出した……レストランでコメディアンのように「ビーッ」と大声をあげていた……やっている現場を目撃されてもやってないと否定した……子どものように振る舞う……子どもみたいに自慢し，ささいな嘘をつく……5歳の孫娘と，テレビのリモコンを取り合ってケンカした……診察のときは子どもみたいにごまかしをしようとした……夕食のときに歌を歌う……子どもっぽい口調，態度でひっきりなしに質問する……子どもみたいにふくれっつらをして，外に出されたと文句を言う……孫が彼女を怒らせると，足を踏みならして歩き，しょっちゅう孫たちのことを告げ口する……神経

診察の間に飛び跳ねておどける……家の周りでポルカを踊った……ショッピング・モールで，着ぐるみのクマを着た人の周りをクルクル回った……おもちゃ屋で遊ぶのにとんでもない時間を費し，孫に買ってあげたおもちゃを決して手放さない……妹の頭をはたいて，「おりこうなワンちゃん」と呼ぶ……一番大きなドーナツを子どもみたいに欲しがり，小さいドーナツだとふくれっつらになった……何かをしてはいけないと言われるとさらに子どもっぽくなり，かんしゃくを起こした……ソファの下に食べ物を隠す……スーパーでカートを走らせ，妻に缶をパスした……バーンと言いながら，指でパトカーや飛ぶ鳥を撃った……部屋のすみを覗き込んで子どもみたいにぬき足さし足で歩く……今やまるで3つか4つの子どものようである．

　初老期のFTD患者にはまだ小さい子どもや孫のいる人もいる．子どもや孫たちは，かつて普通だった大人が抑制が利かなくなり，子どもっぽく振る舞うことにとても敏感に反応する．とても幼い子どもは，子どものようなおばあちゃんとうまくゲームで遊べないかもしれないが，6歳の子どもの意見はこんなふうだろう．「まあ，おばあちゃん，まるで私の妹みたい．」家の外や友達の前で恥ずかしい思いをするのが嫌で，一緒にいるのを避けるようになる子どももいる．介護者のカウンセリングはこんな小さな世代にも広げていかなければならない．

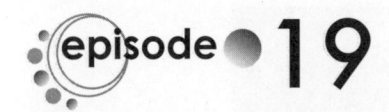

episode 19
彼女はもう彼女ではなくなってしまった

個性の喪失
the loss of personhood

　50代後半の女性であるシャーリーは記憶障害という理由で私のもとに紹介されてきたのだが，夫による症状の説明はアルツハイマー病とはかなり異なるものであった．夫のバーニーは物静かで控えめではあるがはっきりとした言い方で症状を的確に説明した．「彼女はもう彼女ではなくなってしまったのです」．シャーリーはコンピュータと金融に関する仕事を続けてはいたものの，落ち着きがなく，忍耐力を失い，怒りっぽく，かつ幼稚になっていた．彼女は周囲の人間に関心を持たなくなり，感情の変化に乏しくなっているようだった．しかしその一方で不適切で子どもじみたしぐさや悪ふざけを続けていた．以前は有能でどちらかというと仕切り屋であり，さまざまな活動を率先して企画していたが，今では何でも夫任せでやるべき仕事をきちんと処理することができないようになっていた．彼女の思考は柔軟性を欠き凝り固まった．状況を正しく認識したり理解することが難しくなっていた．たとえば，飲酒運転を摘発するための検問所で，それが何のためであるか理解できずに騒ぎを起こしたため，運転免許を取り上げられた．私のもとに紹介された時点で，シャーリーはすでにコミュニケーションをとるための適切な言葉を見つけることが困難になりつつあった．このようにさまざまな問題を抱えているにもかかわらず，彼女自身は知っているはずの名前を思い出すことが困難であるという点を認めただけだった．

　診察室に入ってきたときにシャーリーは大げさに笑い，検査をなおざり

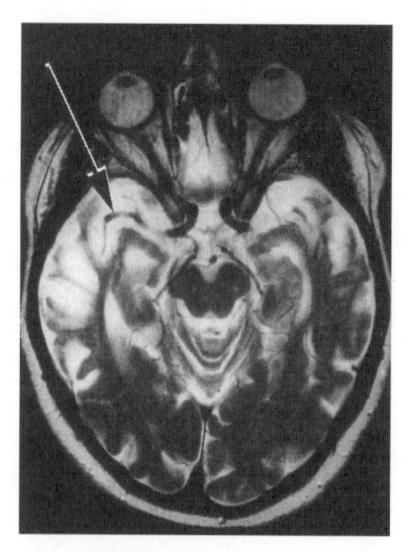

図7 両側側頭葉萎縮
水平断眼球レベル．矢印はより萎縮した
右側を示す．

にした．また，衝動的な反応や，無関心，根気のなさが明らかであった．一方の足のつま先を他方の足のかかとにつけながら一直線に歩くように言われた際には，あたかも演芸場のステージにいるかのように手や腰を振りながら跳ねまわった．彼女はいくつかの質問を無視したが，見当識はしっかりとしているようで，干渉課題後にも単語をよく記憶していた．また，連続引き算課題の成績も良好であった．また，最近ヨーロッパ旅行に行ったこともよく覚えており，その日付と搭乗した飛行機も記憶していた．実際，一人で無事に行って帰ってきたのであった．しかし，英国で彼女が訪問した友人は夫に電話をし，「シャーリーが以前と少し変わってしまった」と伝えていた．子どもたちも少なくとも彼女が来院した3年以上前から異変に気づいていた．MR画像では彼女の行動の変化と一致して右側頭葉の重度の萎縮が認められた（図7）．

　シャーリーの以前からの完璧主義な性格は強迫観念的にまでなる一方で，身体無視の初期徴候も現れていた．その後の来院の際には家事に疎くなり，料理も単調になったことが明らかになった．専ら電子レンジで料理

をしていた．また，ドーナツショップを愛用するようになり，スープセットとオートミールレーズンクッキーばかりを一日に多くて8回から10回も注文するようになった．レストランではチキンだけを注文した．彼女の幼稚な行動は孫たちを混乱させた．孫が彼女を怒らせると地団駄を踏み，孫の両親に孫たちがしたことを言いつけた．夫の運転中には，交差点が空く前に車を発進させるように夫を急かした．

　シャーリーは食べ物の好みに加え，テーブルマナーも悪化した．ドーナツショップではスープを器から直接飲むようになり，注意されると夫がよそ見をするのを待って再び器から直接飲んだ．また，皿をなめたり，好きな物ばかり満腹になるまで食べるようになった．タオルやシャンプー，フットクリーム，トイレットペーパーを買いだめするようになり，一度にトイレットペーパーを120ロールも買うことがあった．冷凍庫にはいつも同じメーカーの冷凍食品が大量に詰め込まれていた．中国製の綿の服ばかり買うようになり，他にも安くて趣味の悪い商品ばかり買うようになった．

　病前は社会的に適切な行動をし，好感のもてる人物であったにもかかわらず，今では無関心で落ち着きがなく，他人の会話をしばしば遮り，不適切な発言をした．また，彼女は言われたのと同じ言葉を繰り返した．このような「エコラリア」と保続は周囲の人を困惑させた．その一方で他の人からの質問に答えないこともあった．夫にシャーリーが書いた手紙を見せてもらったところ，文章は支離滅裂で以前のよく書かれた手紙とは対照的であった．内容からはショッピングモール，りんご飴，チョコレートに執着している様子がうかがわれ，文法ミスから徐々に言語障害が進行していることがうかがわれた．しかし，文字は丁寧に書かれており，単語もきれいに書かれていた（**図8**）．

　その後のフォローアップの際には，シャーリーがいくつかの単語を理解することが困難になっていることが明らかになった．たとえばメニューを見ても子牛（veal）の意味がわからないようであった．また，「電力」「電気」の意味を尋ねていた（episode 5参照）．コマドリ，アレルギー，花粉症，ピザ，水ぼうそう，芝生，波，潮などの意味もわからなかった．また，彼女は型にはまった表現を用いるようになり，たとえば「お得」という語を使うことにこだわって何かにつけて「あれやこれをやってみたほうがお得よ」

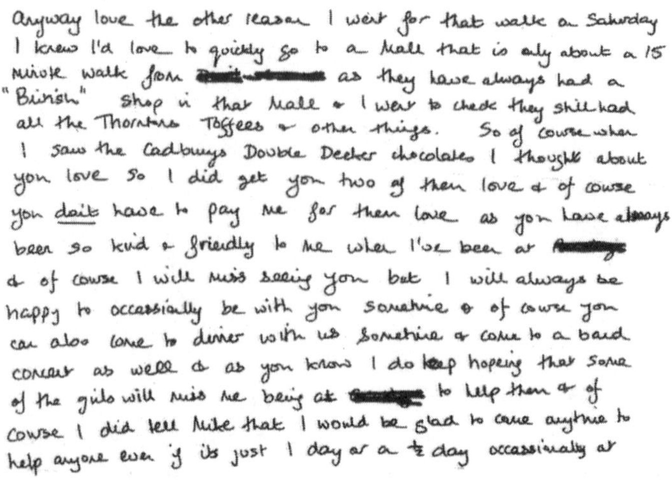

> Anyway love the other reason I went for that walk on Saturday I knew I'd love to quickly go to a Mall that is only about a 15 minute walk from ▓▓▓▓▓▓▓ as they have always had a "British" shop in that Mall & I went to check they still had all the Thorntons Toffees & other things. So of course when I saw the Cadburys Double Decker chocolates I thought about you love so I did get you two of them love & of course you don't have to pay me for them love as you have always been so kind & friendly to me when I've been at ▓▓▓▓▓▓ & of course I will miss seeing you but I will always be happy to occasionally be with you sometime & of course you can also come to dinner with us sometime or come to a band concert as well & as you know I do keep hoping that some of the girls will miss me being at ▓▓▓▓▓ to help them & of course I did tell Mike that I would be glad to come anytime to help anyone even if its just 1 day or a ½ day occasionally at

図8 発症後にシャーリーが書いた手紙
以前は教養ある女性だったが，文法や綴りを間違えており，ショッピングモール，買い物，チョコレートに執着している．個人情報保護のため固有名詞は塗り潰してある．

という表現を用いていた．また，「パッチ（patch まだら模様という意味）」という単語を使うことにもこだわり，たとえば「1 パッチの鳥たち」というように複数のものを表すのに使った．

　シャーリーには反復行動や保続がみられ，課題に集中することも困難であったことから，きちんとした神経心理学的検査を行うことは困難であった．カード分類検査では抽象思考の欠如と保続が特に顕著であった．写真の説明をする代わりに写真の隅に書いてある著作権に関する注意書きを読み上げた．英国のストーンヘンジのように旅行で行った場所の名前は忘れていたが，住んでいる場所の近所の地名は覚えていた．行動評価票で夫は脱抑制，保続，柔軟性の欠如，具体化，無関心について証言した．母親を亡くしたときにも涙を流していないようであった．

　その後シャーリーの行動と人格はさらに著しく変化した．全く柄にもなく知らない人に近付いてハイヒールを履かないよう注意したり，ウェイトレスに抱きついてキスをしたりした．散歩の途中で結婚写真を撮影中のカップルを見かけたときには突然花嫁のもとに歩み寄り，「結婚おめでと

う」と祝いの言葉を述べながらキスをした．シャーリーはしばしば状況を誤解し，怒りの表情を見せた．レストランでは他のテーブルに置かれた食べ物に手をつけることもあった．また，夫の車をこっそり拝借してドーナツショップに出かけることがあった．いっぱいのつばを吐くこともあった．彼女はいつも同じ服ばかりを着て，シャワーも浴びようとしなかった．現在の自分がどのように見えるか気づくことができたら彼女は恐れおののくだろうと夫は感じていた．以前の彼女はいつも容姿に誇りを持っていた．

　このような状態ではあったもののシャーリーの見当識は保たれ，厳格でさえあった．彼女はいつも午後7時40分ぴったりに就寝した．キッチンは非常に散らかっていたものの，診察の日の朝にはその日の昼食と夕食，さらには翌日の朝食まで準備していた．彼女は引き続き活発で，軍隊式の歩き方でよく歩き，規則的な生活に固執した．ルーチンから逸脱した行動を強いられると彼女は強く怒り，攻撃的になった．

　シャーリーの症状はフルオキセチンとトラゾドンによって幾分改善し，保続と強迫行動が減少したものの，ルーチンへの固執は非常に強く残った．彼女の発言は質問にほとんど関係のない空虚なものとなり，理解力も徐々に低下した．他の人の発言をすべて繰り返し，一つの単語を繰り返し言い続けた．最初に尿，後に便も失禁するようになり，下着の中にトイレットペーパーを詰めるようになった．彼女は5年目の経過観察には来院しなかった．なぜなら失禁が悪化し，行動異常も悪化したため，精神科病棟に入院したからである．彼女は数か月後に死亡し，剖検によって，ユビキチン陽性型(MNDタイプ神経細胞内包)FTD/ピック・コンプレックスであったことが確定した．

　人格の変化はFTDの核となる症状である．人格が非常に顕著に変化することから，介護者や友人がしばしば「配偶者や親が別人になってしまった」「赤の他人になってしまった」と評するほどである．無関心，冷たさ，興味のなさ，アパシー，社会的交流の欠如，奇妙な強迫行動を伴う脱抑制，保続，常同行動のすべてがこのような印象を与える原因になっている．人格の変化はしばしば乱暴さ，幼稚さ，分別のなさなどの形で現れる．初期症状は悪ふざけや冗談のようにも見えるが，すぐに笑えない状態であるこ

とがわかる．患者の行動は「政治的に」のみならず社会的にも誤りで，不適切でかつ受け入れ難いものになる．他人の悪口，忍耐の欠如，割り込み，知らない人に対する侮辱，サービス業者に対する軽蔑，車の割り込み，公衆の中での悪態，見ず知らずの子どもに対する接近行動などは社会からの排除，報復，口論を引き起こし，運転免許剥奪や自由な行動の制限などの法的トラブルさえ引き起こすことがある．最悪の場合には，症状以外は比較的認知機能が保たれた比較的若い個人を施設に収容する結果になる．

　この個性の変化は社会的行動の変化と合わせて「自己の喪失」であると解釈されている．性格と社会的価値観が劇的に変化した少数の患者では右前頭葉に顕著な萎縮が認められたことから，この部位が自己統一を維持するのに重要な部位であると指摘されている(Millerら, 2001)．ある患者は自分自身の変化に気づき，怠惰で大食いになった新しい自分を別人とみなし，その人格に別の名前さえつけていた[37]．私の経験ではこのレベルの洞察力はFTD/ピック病患者では非常にまれであり，通常患者は自分自身の変化に気付かない．右半球に発作の発生源をもつてんかん患者や，左腕の麻痺を否認する脳卒中患者(episode 7「他人の手」に関する考察を参照)など，他の事例をみても，右半球が一貫性・連続性・統一感のある感情的・身体的自己の維持に優位な半球であるという結論が得られる．

　シャーリーは意味障害も発症したが，ある一点でepisode 5のリタやepisode 6のマルコムとは大きく異なっていた．なぜならシャーリーのケースでは最初の異常は人格変化と不適切行動から始まり，その後に理解力の低下と意味の喪失が第2段階の症状として現れたからである．対照的に，リタ，奇術師マルコム，芸術家ジル(episode 6)の場合には意味性の言語障害が最初に現れた．マルコムとジルでは重度の行動異常がそれに続き，リタでは比較的軽度の行動異常がそれに続いた．その他の症例，シャーリー，レイチェルとベッキーのフェーガン姉妹(episode 12・13)，キャロル(episode 16)では同様の意味障害が病気の比較的遅い段階でのみ現れた．これらの症例

37：多重人格や人格乖離は以前は主に統合失調症に関連づけられるか，もしくは幼少期のトラウマなど，他の精神科的要因と関連付けられることが多かった．ジョアン・ウッドワードや思いやりと機知に富んだ精神科医を演じたリー・J・コップ出演の映画『イブの三つの顔』は幼少期のトラウマと多重人格を関連づけた一例である．

はFTD，前頭葉型，右側頭葉型，意味性認知症，左側頭葉型などの用語の区別を強調することが人為的であることを示している．実際にはこれらの患者は同じ病気にかかっており，最終的にはよく似た行動を示すようになり，多くの場合には同じ時期に同じ行動異常が現れる．

　診察の時期，検査者の興味，画像で障害が認められた脳部位などによってある臨床型が強調されたり別の臨床型が強調されたりする．言語障害が最初に現れる場合，左半球が最初にかつ最も重度に障害されている．意味性認知症では左側頭葉が主に萎縮し，非流暢型原発性進行性失語（primary progressive aphasia；PPA）では左前頭側頭葉が主に萎縮している．人格変化が最初に現れる場合，前頭葉内側部および右側頭葉が最初に障害され，その後，他の脳部位に病巣が広がっていくように見える．

解説編

前頭側頭型認知症への理解を深めるために

歴史上・生物学上から見た FTD/ピック・コンプレックス

　前頭側頭型認知症(FTD)はピック病の新しい名称である．ピックの文献報告は，この本で紹介したものと同様の臨床的な叙述に，脳の剖検所見の評価を加えたもので，失語症や行動異常といった精神状態の変化と大脳皮質の局所的な萎縮の関係を示すことを目的としていた(Pick 1892, 1902, 1904)．神経変性の基礎解剖や生物学は，脳組織，細胞の固定法や銀化合物，他の染色物質による染色法の技術的進歩により開拓されてきた．19世紀初頭にいくつかの研究施設で後にアルツハイマー病(AD)の特徴的所見となる老人斑が発見された．アルツハイマーは銀染色を用いて火炎状の神経原線維変化と老人斑を発見した．後に老人斑は，中心部に，ある種の変性蛋白であるアミロイドを有しているということが明らかになった．彼は，限局性変性症の症例で丸い封入体，「銀の弾丸」も発見した(Alzheimer, 1911)．この封入体は，ピックが，かつて限局性萎縮を記載したことに敬意を表し，ピック小体と名付けられた．後に，この封入体は，ADの神経原線維変化と同じように異常リン酸化タウ蛋白を含んでいることがわかった(タウ蛋白は神経系を機能させるために必須の多くの構造蛋白の一つである)．しかし，この発見までには，さらに蛋白化学と分子生物学の発展のための80年が必要であった．

　ピック病，後のFTDの病理組織の他の特徴は，異常に大きなピック細胞と大脳皮質上層のスポンジ様の変化(スポンジにあるような多数の穴の部分は組織が消失している)である．ピック細胞は風船様ニューロン(ballooned neuron)とも呼ばれ，蒼白で無染色性(染色されない)である．他にも，ニューロン(神経細胞)や細胞間連絡ネットワークが消失し，グリア細胞(脳組織の支持細胞で脳損傷にも反応し，支持的な役割以外に他の重要な代謝機能や浄化機能もある)の増生がみられる．大成潔とヒューゴ・シュパッツ(Hugo Spatz)はピック小体以外の特徴を強調し，実際ピック小体はピック病の診断に必ずしも必要ではないと言っていたが，この構造(ピック小体)はその独特さによりピック病を定義する特徴となった．

　それでは，なぜそのように独特でまれではない疾患であるピック病が，最近までほとんど知られておらず，正しく診断されてこなかったのであろうか．その理由の一つは「銀のボール」すなわちピック小体が，非常に独特であったためであろう．典型的なピック病の症例の多く(実際は大部分)が，剖検でピック小体を認めないことがまもなく判明し，臨床医のピック病の診断と病理医のピック病の診断が一致しないことが明らかになった．スイスの神経精神科医であるティソー(Tissot)とコンスタンディニディス(Constandinidis)は，ピック病を(A)ピック小体を有する群，(B)ピック細胞(風船様ニューロン)のみを有する群，(C)ピック小体，ピック細胞のいずれも有さず，ニューロン(神経細胞)の消失とグリオーシス(グリア細胞増生)のみみられる群，の3群に分類するべきであると提案した．しかし，このピック病のABCはあらゆる人々には受け入れられず，病理医はピック小体がみられない場合はピック病とは診断しないことを主張した．臨床医は病理医の判定を「ゴールドスタンダード」として受け入れ，長い期間にわたり事実上，臨床診断をあきらめることになった．この結果，不幸なことにピック病はまれであるということが広く信じられることとなった．

　ピック病があまり知られていない他の理由として，1970年代の医師やマスメディアの間でADの知名度のほうが高くなっていったことがある．ピック病の多面的な臨床像を診断する際に必要とされる注意深い臨床的な考察のかわりに，疫学的なスクリーニング法や「ミニメンタル」検査(MMSE)を使った簡単な診断法がしばしば用いられた．ピック病は主に剖検で診断されるものであるという考えや臨床の場でピック病とADを鑑別することは不可能であるという神話が，認知症の教科書によって広められていった．実際に，多くのピック病が学術的な文献でADと一緒に

扱われ，さらに悪いことに治療の研究においても一緒に扱われていた．

　ピック小体を有しないピック病の症例は二つの影響力のあるヨーロッパのグループにより前頭葉型認知症(frontal lobe dementia)と改名された．彼らはピック病という用語は組織学的にピック小体を有する場合に使われるべきであるという考えに同意していた(Brun 1987 ; Neary, Snowdenら, 1988)．スウェーデンのルンド大学と英国のマンチェスター大学のグループはピック病に対する関心を再度呼び覚まし，行動異常を現代的な用語で定義した点では支持できる．しかし，ピック小体を有する症例に限ったことはこの病気の分割を結果としてもたらした．前頭葉を強調することは言語症状を無視することになり，言語症状は，原発性進行性失語(PPA)という用語により，独立した疾患として多くの文献に記載された．臨床あるいは病理の多様性を記載している新しいグループの研究者たちは，皆しきりに新しい用語を紹介したがっていた．確かに多面的なピック病の疾患概念が分割され，認知症研究でADが強調されたために，ピック病が比較的一般的で重要な疾患であり，生前にADと鑑別できるという認識の普及は遅れることになった．

　ルンド大学とマンチェスター大学のグループは，彼らが最終的にFTDと改名した疾患概念は決してまれではないが，その頻度は変性性認知症の12〜15％程度，ADの1/6の割合になると確信を持って報告している．引き続き行われた英国のケンブリッジ大学の疫学研究では，65歳未満の人口ではFTDはADと同頻度で発症していることが示された(Ratnavalliら, 2002)．それでもやはりこのような情報が神経内科や精神科，老年科の専門医に広がるまでは時間がかかる．おそらく用語の混乱もあるが，診断が複雑であるためでもあるだろう．FTDの本当の頻度についての統計データはまだ報告されていない．診断が難しく，正確な人口調査を実施するには制限があり，費用もかかるためである．認知症やADの人口調査では，FTD/ピック病は分類項目さえなく，剖検研究も剖検脳が主にアルツハイマー病センターから収集されるためデータに偏りが生じる．

　最近10年間の顕著な変化の一つとして，メスラム(Mesulam)によって記載された(1982)FTD行動異常型(FTD-bv)と原発性進行性失語(PPA)が同じ生物学的・病理学的背景を持ち，臨床的に集約されるということが受

け入れられてきていることがある．さらに，印象的な臨床症状のために，分離した疾患概念として意味性認知症(semantic dementia)が追加された．しかし，今日では意味性認知症の患者の多くが，特徴的な症状と同じ時期あるいはすぐ後に行動異常の症状がみられることが知られている．FTD/ピック病患者のほとんどで病初期ないしその後に意味性の失語や失文法を伴った非流暢性の言語障害を示し，中期から終末期に無言症を呈する．最近では大脳皮質基底核変性症(CBD)や進行性核上性麻痺(PSP)と呼ばれる運動障害性疾患もこの複合疾患の一部と考えられるようになってきている．

　ピック病が時に運動障害と関連していることがあるということは，1930年代から知られていた．この病型は神経内科医であるアケライティス(Akelaitis)が報告して以来，アケライティス型と呼ばれていた．1968年にボストン大学から，レジデントであったリバイツ(Rebeiz)，神経内科医のコロドゥニー(Kplodny)，経験豊富な神経病理医のEPリチャードソン(EP Richardson)が，独特な神経病理所見と臨床症状を示した数例の患者を報告した．これらの患者は，一般的なパーキンソン病にいくぶん似ている一側の硬直，重度の失行，他人の手徴候(alien hand)，垂直性注視麻痺を示した．失語や行動変化もみられたが，記載の中心は運動障害であった．著者らによると，病理所見はピック病に類似し，風船様ニューロン(ピック細胞)もみられた．この報告は実に20年間注目されず，大脳皮質と基底核の両方に病変がみられたことから，大脳皮質基底核変性症という名前で20年後に再発見された(基底核は運動と他の機能の調整に関連している)．これと同じ病理所見を示し，診療所を受診したときに運動障害がみられず，進行性失語やFTD，その両方を認める患者が多く存在することも明らかになった．ここで新たに病気の名前と背景となる病理の間が分断され，混乱が生じた．臨床的にピック病と診断され，ピック小体を有しないがCBDの病理を認めた症例があり，その反対の症例もあった(すなわち臨床的にCBDと診断され，ピック病の病理所見を認めた症例)．このような混乱した事態を説明する最善の方法は，これらの病型を同じ疾患の一部と考えることである．それでもやはり，さまざまな理由から，このように考えることには抵抗がある．主な理由は思考の慣性"確信している意見や概

念"を変えることが困難なことである．一つの疾患や用語は人々の間ですでに確たる地位を占めているものである．

1964年にトロント大学から，リバイツ(Rebeiz)らと別のグループのジョン・スティール(John Steele)，JCリチャードソン(JC Richardson)，ジェルツィ・オルツェウスキー(Jerzy Olszewski)が，独特の臨床症状と病理所見を示していると考えられた症候群についての論文を報告した．この症候群の患者も筋強剛，姿勢障害，頻回の転倒，不動をきたすためパーキンソン病と類似していた．彼らは，著者らが眼球運動システムの障害が動眼神経核より上位にあると考えていたために進行性核上性麻痺(PSP)と名づけた特徴的な上下方注視麻痺を示していた．これらの患者は不明瞭発語，嚥下障害，強制泣きと強制笑いもきたした．顔をしかめてひきつった不愉快そうな表情をしたり，顔を真っ赤にしたり，涙をあふれさせ抑制がきかなくなったりした．この症状は偽性球麻痺，偽性球泣きと呼ばれる．この場合の偽性は偽りということではない．顔面筋を動かす脳幹の「球(bulb)」部の核が障害されず，この運動の喚起を調整する神経システムのより上位のどこかが障害されているということである．

その後しばらくして，CBDの患者は垂直性注視麻痺やPSPの他の臨床症状をきたすだけでなく，病理や遺伝因子も重複していることが明らかになった．時に経験の豊富な臨床家でさえCBDとPSPを鑑別できないことがあり，CBDとPSPのどちらか一方の診断をつけたとき，病理診断がもう一方になってしまうことがしばしばある．病理医はCBDとPSPの違いを定義し，境界を明らかにしようとしたが，類似点や一時的な形式が多くなり，重複を解消することができない．一見して難解な二つの運動障害を，なぜFTD/ピック病と同じ俎上で考えるべきなのかは，一見して明らかなわけではない．しかし，FTD(episode 8参照)が先行するPSPやFTDとPPAの経過中にしばしばCBD-PSP症状が遅れて現れる症例(episode 4, 16, 18参照)も多くある．最後に，このあと議論されているように遺伝学的にはCBDとPSPの2疾患は実際同一のものであり，神経細胞内の異常凝集タウ蛋白は同じ生化学的性質を有している．

FTDは今や全般的な症候群として一般的に使われている用語であるが，行動異常に対しても使用されている．この重複を避けるために，われわれ

のグループでは歴史的な経緯を正確に表し，「ピック病」という用語の周辺にある混乱を避けるために，「ピック・コンプレックス」という表記を提唱している(Kerteszら，1994)．一方でマンチェスター大学は全般的な症候群に対して前頭側頭型変性症(FTLD)という用語を提唱している(Snowdenら，1996)．どの用語を使うべきであるかについては，まだ世界全般の同意は得られておらず，ピック病はまだ一般の支持グループや多くの臨床医に好んで使われている．数回の「コンセンサス(合意)」のためのカンファレンスが開かれたにもかかわらず，この症候群に何が含まれるのかに関して論争中でもある．最近まで，この症候群を一つの疾患概念とする統一的な生物学を受け入れることに気の進まない臨床医や病理医もいた．新しい疾患概念を記載し，新しい名前を与えるには，かなりの確固とした概念が出来上がっていなくてはならない．しかしながら，次々と報告されているエビデンスは，さまざまな臨床的要素の重複と病理学的背景の多様さを支持するものばかりである(Kerteszら，2003)．

　ADとピック病の両方で異常リン酸化タウ蛋白が発見され，銀染色性封入体の性質が明らかになったが，病気を引き起こす役割についてはまだ論争中である．ADでは，老人斑のアミロイド(ベータ蛋白変異)の役割が優位に立っていて(アミロイドの役割を支持する研究者は「バプテスト(訳者注：浸礼派，米国で最も多いキリスト教プロテスタントの教派)」と呼ばれている)，異常タウ蛋白の役割が原因となっていると考える研究者は少数派である(異常タウ蛋白の役割を支持する研究者は「タオイスト(道教信仰者)」と呼ばれている)．FTD/ピック病では，多数でタウ蛋白変異が発見され，議論の軸はタウ蛋白の代謝異常に偏っていった．たいていの研究者は，さまざまな分子異常を除外するよりむしろ疾患の原因に統合しようとした．けれども，ピンポイントで変性の原因や誘因を明らかにすることは，特有のメカニズムを限定したり同定したりすることになる．

　すべての人が正常で可溶性のタウ蛋白を有している．微小管蛋白を安定化し，化学物質を神経線維に沿って移動する軸索輸送を可能にし，神経伝達の統合に貢献している．タウ蛋白の変異は微小管結合を変化させ，異常タウ蛋白は異常リン酸化され，銀染色性封入体に凝集する．異常タウ蛋白に対して作り出された抗体は異常タウ蛋白を同定し，また，それ(異常タ

ウ蛋白）はウエスタンブロット法などのゲル電気泳動のような現代の生化学技術を用いて分離することもできる．各々の変異は個々の化学的特徴を有しているが，この化学的特徴にはかなりの重複がみられる．FTD/ピック病のすべての症例が，いや半分でさえ，脳内に異常に凝集し染色されるタウ蛋白を有しているわけではない．タウ蛋白陰性症例でも，「タウオパチー」の可能性がある．バージニア・リー（Virginia Lee），ヴィッキー・ツカレーヴァ（Vicky Zhukareva）らは，正常なタウ蛋白が脱落したり，減少したりしている症例があり，この状態は細胞内に異常タウ蛋白が集積しているのと同様の障害をきたすかもしれないと報告した（2001）．

　認知症と運動ニューロン疾患（MND）の関係は散発的な報告と日本からの大規模な一連の報告があった（Mitsuyama, 1984）．後に認知症の一部はFLD として特徴づけられた（Neary ら，1990）．筋萎縮性側索硬化症（ALS）あるいはルー・ゲーリッグ病は MND の別名である．MND を伴う認知症の症例でも，大脳皮質にユビキチン陽性タウ陰性封入体を有することが明らかになった．この封入体は以前に ALS の脊髄前角細胞で報告されている．ユビキチンは名前が示しているように脳内に遍在する（ubiquitous：“遍在する”という意味のラテン語）蛋白代謝の副産物であり，時々疾患のマーカーになる．認知障害や行動異常は ALS でも観察されており，50％程度にみられる（Lomen-Hoerth ら，2002）．FTD と PPA の約 10％が MND に進展する（Neary ら，1990；Caselli ら，1993）．

　最近，ユビキチン陽性タウ陰性封入体が，臨床的に MND を伴わない FTD の多くの症例で見つけられ，家族性の病型にさえ認められている．実際，以前に「特異的な組織所見を欠く認知症」として記載された多くの症例が，このかなり独特の封入体，FTD-MND 型封入体を有し，運動ニューロン病封入体認知症（MNDID）であると判明した（Jackson ら，1996）．おそらくこの封入体は FTD/ピック・コンプレックスの症例の剖検で最も多くみられる所見と思われる（Hodges ら，2003；Munoz, 2003；Kertesz ら，2005）．実際，この本で取り上げている 24 例中 13 例が剖検になり，そのうちの 9 例が MND 型のユビキチン陽性タウ陰性封入体を有していた．ごく最近，「TDP-43」と名付けられた新しい蛋白が，タウ陰性ユビキチン陽性封入体

で見つかった．この蛋白の役割は明らかになっていないが，おそらく治療の標的になると思われる．次章でこれらの蛋白異常の遺伝学的特徴について触れる．予備段階だが，タウ陽性の病理は，しばしばPPAやCBD/PSP症候群と関連し，タウ陰性型は行動異常や意味性認知症を示す症例と関連しているというエビデンスもある．この二群を少なくとも二つの異なる疾患と見るべきであろうか．おそらく時間と新しい研究が，この問いに答えを出すであろう．現時点では(タウ陽性型とタウ陰性型の)臨床と病理が重複しているというエビデンスのほうが，少なくともわれわれの一部にとっては，分離しているというよりも説得力があるように思われる．

　これらの症候群の関係を理解し，さまざまな異常が機能の喪失や細胞変性，脳萎縮をいかに引き起こすかを理解するために，症候群の生物学的な研究を続けることが必要である．生物学的変化の一部は明らかになったが，われわれの知識には多くのギャップが残されている．できることなら，このギャップが次第に埋められ，症状を緩和する治療が提供され，変性を停止させ，さらにはもとに戻せればと願う．この願いは高いハードルかもしれないが，この願いをかなえようとすることはわれわれの責務である．

診断と遺伝相談

診断

　診断の多くの部分は信頼できる介護者から得られる優れた病歴に基づいている．しかし患者がクリニックに入ってくるときすでに，彼らはしばしば多弁で，おどけており，不適切なほどに詮索好きですべてのものを読んだり，触ったりするのでこの病気を疑うことができる．実際，私の事務アシスタントのボニータ・スティーブンソンと，デイケアプログラムとわれわれのピック病患者支援グループを運営しているソーシャルワーカーのマグダレナ・カーターはそのような行動に気づくことを通して熟練した診断医となった．実際われわれの患者の一人は教会で，抑制のない社交的な行動（彼はミサの後で握手する代わりに見知らぬ人にキスをした）をとり，それを観察していた別の患者の配偶者の話によって診断された．

　私はたいてい患者と一緒にいる介護者と一緒に面談を始めることにしている．このやり方で私はその行動と（患者と介護者との）相互関係を観察することができる．患者に病識があるかどうか確かめることができ，そして患者がのけ者にされていると感じることはない．しかし介護者が言ったことに敏感になるかもしれない患者によって妨げられることなく正確な病歴を得るため，私はいつも程なく彼らを引き離して介護者一人と面談を続ける．この間患者はスクリーニングテストを行い，明らかに失語があれば言語検査が実施される．介護者が完全な話をする機会をもった後にたいていのFTD/ピック・コンプレックスの診断は明らかとなる．

　身体所見と神経学的所見は失語，失行，脱抑制行動，運動（錐体外路）障

害，注視麻痺，片側の手の筋強剛，他人の手徴候，動作緩慢や，足の親指の背屈，腱反射亢進と筋肉や舌の萎縮やぴくつき（けいれん）といった運動ニューロン疾患の徴候を見出すのに役立つであろう．他の疾患を除外することや，見出すことも重要である．その間，精神科医やソーシャルワーカーが前頭葉性行動質問紙（frontal behavioral inventory；FBI）を介護者に記入してもらう．最後にわれわれが病歴と診察所見，実施できた簡単な認知機能検査の結果を統合する．

　全診断過程は一時間半ほどかかり，そこには介護者と患者に対してのカウンセリングが含まれる．残念ながらこれはほとんどの医師が一人の患者に費やすことのできる時間より長い．われわれはこのことを予想して，予約患者をより少なくすることで先手を打とうと試みる．しかし時には「認知的問題」としか書かれていないかもしれない紹介状からは診断をすることができない．神経画像検査が完了した二度目の診察はしばしば必要で，診断を確定し家族にさらなるカウンセリングをするのに最も有用である．

　神経画像は通常，最初の診察の1，2か月以内に施行することができる．われわれのセンターでは磁気共鳴画像（MRI）と単一フォトン断層撮影（SPECT）がある．しかし初期診断はたいていの場合，コンピュータ断層撮影（CT）で十分である．ポジトロン断層撮影法（PET）で得られる代謝プロフィールで限局性萎縮かびまん性障害かがわかる．これはSPECTよりもより正確であるが，通常行うには費用が高額すぎる．しかし診断の不確かな症例においてはSPECTとPETは鑑別診断を裏付ける可能性がある．放射線科の報告書ではしばしば限局性萎縮が見落とされることがあるので，私は自分で撮った画像を見直すことを習慣にしている．しかし，放射線科医に公平にいえば，前頭側頭葉の萎縮に注目することで彼らが診断を下すことがある．一部の放射線科医たちはとても物知りで，CTスキャンの（側脳室）前角の拡大やMRIでの限局性萎縮でピック病を診断するだろう．ある施設では研究でSPECT画像に基づいて患者が選ばれているが，私は一般的な画像診断医によってでたらめに報告されたSPECT画像は診断的重要性が低いと感じている．脳波（EEG）は以下のような他の疾患との鑑別に有用である．クロイツフェルト・ヤコブ病（「狂牛病」と似ているが，牛肉を食べることが原因ではない），てんかんやアルツハイマー病（AD）

でさえも，FTD よりもより異常な脳波がみられる傾向にある．時には初期の神経画像で限局性萎縮がみられないこともあるが，そういった場合私は病歴と診察を頼りにする．神経画像を繰り返し撮像することで，特にMRI においては，進行性限局性萎縮についてかなり正確な資料を提供し，緩徐に成長する脳腫瘍のような FTD/ピック病に似た症状を起こしうる基礎疾患を除外する．少なくとも一度の CT や病初期の MRI なしに FTD/ピック病の診断はできない．そして 2, 3 年後に再度撮像することが望ましい．

　遂行機能の部分的喪失により不注意が引き起こされたり，複雑な課題や問題解決に対処することができなくなる非常に早期の症例では診断が難しいときがある．患者は認知機能が保たれており，記憶力はよく，行動も正常であるかのように見えるけれども，仕事を続けることができない．仕事を続けることができない初期の FTD の症例では仕事上のストレスや疲労困憊(燃え尽き)があって，それに彼らの症状の原因が帰せられるかもしれないが，実はそれらは遂行機能の喪失に続発するものである．うつ病は仕事ができなくなったり，家事ができなくなる原因となりうるので，こうした例ではうつ病を除外することが重要である．抗うつ薬による治療は認知障害の原因で治療可能なもの〔以前は「偽性認知症」と呼ばれていた〕であるうつ病を除外するのに有用である．

　時折，成人の注意欠陥障害は FTD に似た症状を認める．頭部外傷後の人格と行動の変化は非常に似た症状を認めるが，それは明らかに外傷に原因があり，そのため診断の考慮に入れるべきではない．時には介護者や主治医は患者の不注意や混乱を手短かに記憶障害としてしまうこともある．初期の記憶障害はたいてい AD を示すが，意味性認知症でも記憶検査で障害がみられる．

　初期の行動異常のいくつかは病前の突飛なパーソナリティーによると考えうる．病前に強迫性人格の持ち主では衝動買いやある食べ物への執着や拒絶はしかたのないことなのかもしれない．この本で記載されているほとんどすべての行動は普通の人々にも単独で，軽症か，生涯にわたる性格特性として観察されうる．われわれのうちのどのくらい多くが配偶者に「モリネズミ(収集魔(もしくは収集癖のある人))」とみなされているであろう

か．コメディドラマ『となりのサインフェルド』に出てくる自己中心的で，軽率で，幼稚な性格のジョージ・コンスタンザは「健常者における」「前頭葉障害」の滑稽な代表例である．それでもなお，たいていの場合，最近出現し，度を超えた突飛な性質の行動異常は，FTDを知っている人たちにとってその病気の明らかな証拠を提供する．以前の人格や行動からの変化を重視すべきである．

　われわれはその診断過程を手助けし，変化の重症度を評価するためFBIを作り，標準化した．介護者はどちらか一方にかたよらないために肯定的および否定的な質問を受ける(Kertesz ら，1977)．介護者は患者について客観的である能力に差があるが，たいていの場合われわれはFBIのスコアからかなり正確な臨床像を得ることができる．彼らは患者をかばってその行動を過小評価する傾向にあるが，誇張することはほとんどない．FBIは24項目の行動について評価する．アパシー，自発性の喪失，無関心，柔軟性の喪失，パーソナルネグレクト，いいかげんさ，不注意，洞察力の欠如，発話の減少（失語），他人の手徴候（失行）そして意味的誤りに関する最初の12の質問は機能低下という意味において"陰性"症状である．

　陽性症状には保続，強迫観念，易怒性，滑稽さ，判断力の低下と衝動性，収集癖，不適切な発言，落ち着きのなさ，攻撃性，口運び傾向と食べ物の嗜好の変化，異常性欲，利用行動と失禁がある．介護者はこれら症状を「なし」，「軽度」，「中等度」，「重度」と得点をつけ，病前からの変化を表す．FTDの患者のほとんどは27点かそれ以上で，FTDでない患者はそれ以下である．この検査の最初の出版(Kertesz ら，1997)の後，さらなる標準化が進められ，その信頼性と有用性が支持されている．フランス語，ドイツ語，イタリア語，ハンガリー語，ポルトガル語そしてスペイン語の翻訳がある．

　言語行動，脱抑制，失行，使用行為と失語の一部は神経学的診察の間に観察することができる．他の前頭葉機能検査は動作の連続性，維持とさまざまな遂行機能の障害を引き出すためにつくられ，FAB(Duboisら，2000)や思考の柔軟性（カード分類や「ストループテスト」）や並行作業や注意（トレイルメイキング）や行動計画とワーキングメモリ（ハノイの塔）がある．行動面で障害のある例や失語のFTD患者においてはこれら「前頭葉検査」

の成績は思いのほか正常であることがある．

　発症早期での神経心理学的検査は，FTD/ピック病では記憶と視空間機能が比較的保たれているのに対し，AD ではそれらが著しく障害されていることを実証することで FTD と AD を鑑別するのに有用である．言語と「前頭葉遂行」課題は FTD でより重度に障害される．言語機能検査は PPA において重症度と流暢性の喪失を実証するのに有用である．それによって中期の AD のより軽度な言語機能障害と PPA を鑑別する．行動計画，問題解決と並行作業といった，いわゆる「遂行機能」は障害されているかもしれないし，されていないかもしれない．さらに言えば遂行機能検査は特異度が最も低い．なぜなら遂行機能は早期の AD やそれどころか脳に障害を持つあらゆる患者でも障害されるからである．

　発症中期において FTD 患者は落ち着きがなく，しばしば非協力的であるから神経心理学的検査を使って患者を鑑別することはさらに難しい．神経心理学的検査を完全に行うことは多大な時間を要し，骨が折れることで，標準化することが難しい．もし間違った検査を選べば，特に，特徴的なパターンに気づかない人が検査を施行したり解釈を行った場合，誤診はまれではない．発症後期の患者は詳細でより精度の高い検査ができなくなり，短いスクリーニング検査は総得点で各種の認知症と鑑別できるほど特異的ではない．このステージでは鑑別診断は優れた病歴と観察，診察，そして神経画像に大きく依存する．

　原発性進行性失語症(PPA)は診断目的でたいてい神経内科医に紹介される一方，行動異常型は精神科医に紹介される傾向にある．失語の発現は段階的で，正確な発症様式を確定することは非常に重要である．突然または急性発症の失語はほとんどの場合脳卒中や一部の感染性疾患が原因であるが，緩徐進行性失語症候群は FTD/ピック病かゆっくりと成長する脳腫瘍に関連しており，神経画像がこれらの鑑別に必要不可欠である．さらに神経画像は限局性萎縮を伴う FTD/ピック病を診断するのに有用である．もう一つの重要な鑑別疾患は AD である．なぜなら AD も重要な失語の要素をもっているからである．しかし AD 患者が失語になったとき，それはたいてい病気の後期であり，その時までに彼らはかなりの記憶障害を呈している．喚語困難で始まり，記憶と視空間に問題がなく，言語の進行

性の喪失が進行する患者はPPAである可能性が高い．熟練した臨床医は，もし介護者が信頼でき，特に変化の始まりをよく観察していたなら，そして検査が完全であれば，比較的容易に診断することができる．WAB失語症検査（WAB）(Kertesz, 1982)のような正式な言語検査は言語障害の程度と型，特にPPAの重要な特徴である流暢性の喪失を評価するのに役立つ．対照的にADにおける言語障害は流暢性が保たれる傾向にある．

　意味性失語症の患者は特殊なグループを形成する．なぜなら彼らの言語障害は多様な意味の喪失からなり，ユニークで劇的であるからだ．AD患者は物事の意味をごく早期に喪失することはめったにない．AD患者は喚語困難を認め，後で理解障害と意味的誤りがみられるようになるかもしれないが，彼らは会話で聞いた言葉の意味を尋ねることはない．理解障害と物体を認識できなくなることは意味性失語症の主症状になりうるもので，言葉の意味を繰り返し質問することが特徴である．その後ほとんどと言っていいほど行動異常が合併する．そしてこのこともADとの鑑別手段となる．ときどき介護者は平凡な単語の意味を問う奇妙な質問（"「ステーキ」って何ですか"）にびっくりするが，彼らは時には冗談と思って取り合わず，そのことについて話すか話さないかわからない．われわれは介護者に気づかせるようにこのことをFBI質問表に組み込んだ．

　FTD/ピック病の最もよくある精神科的鑑別疾患はうつ病あるいは躁うつ病である．しかしピック病でみられるアパシー，自発性の喪失，無関心，そして不注意は真のうつ病の特徴とされるアパシー，アンヘドニア（楽しむことができないこと），悲哀感，嘆き，自分には何の価値もないと感じる無価値観，自殺念慮，そして睡眠障害とは全く異なる．FTD患者はめったに嘆いたり，悲しんだりしない．彼らは彼らの病気について無関心で，概して感情的に平坦であるかのように見える．さらに彼らには早期覚醒というううつ病に特徴的な睡眠障害がみられない．われわれはコーネル抑うつ尺度（介護者が記入）やベック抑うつ尺度（直接患者が記入）のようなうつ質問紙を用いてうつ病を除外する．

　難しい（たいていは早期の）症例では，われわれはしばしばセカンドオピニオンを求めて精神科に相談する．もし何らかの疑いがあれば患者をうつ病として治療することは重要である．

それでもなお，特に紹介外来においては境界域の症例や，うつ病が合併していたり，診断が不確かである症例に出合うことがある．そのような診断に関するジレンマは episode 14 の強迫神経症に FTD に似た症状の躁うつ病が合併した可能性がある症例で述べている．診断に関する問題はそれぞれの病期において異なる．通常発症して 2, 3 年以内なら正確な診断をするのに十分な証拠がある．しかし，末期においては変性疾患の症状が収束し，患者が多くの認知機能と運動機能が奪われた後では診断を下すのがより困難である．

遺伝相談

FTD/ピック病の診断がされた後，遺伝子相談が重要になることがある．なぜなら FTD/ピック病は優性遺伝であることが AD より多いからである．たとえ多くの AD 患者にある種の認知症や老衰で亡くなった血縁者がいるとしても，加齢による記憶障害や AD と血管障害の併発の発生率が非常に高いため，この種の家族発症は診断可能な遺伝型を意味しない．その一方，FTD/ピック病には病気が何世代にもわたって伝えられるメンデル型優性遺伝の家系の数が比較的多い．メンデルはオーストリア帝国の神父であり科学者であった人物でかなりのガーデニングの技術を持っていた．彼は白の花と黒の花を咲かせるエンドウ豆を交配し，優性遺伝と劣性遺伝の古典的な法則を確立した(彼を遺伝子工学の父と呼べるかもしれない)．優性とは，病気の親がいた場合 50％の確率でその病気が遺伝することを意味する．一人ひとりがコインの表か裏をかけるようなものである．言い換えれば，どれだけ多くの兄弟が病気にかかっていようがなかろうが関係なく，それぞれの子どもはその病気が遺伝する 50％の確率をもっている．

この種の遺伝型はしばしば特定の染色体と遺伝子に関連しており，ウィルヘルムセン(Wilhelmsen)と彼の同僚が FTD/ピック病の症例の多くの家系と第 17 番染色体との関連を見出した(Wilhelmsen ら，1994)．そのような関連を確信を持って立証するために，数世代の罹患者を含むかなり大きな家系が必要であり，罹患者，非罹患者の両方から血液が採取される．ウィルヘルムセンはタウ遺伝子が第 17 番染色体上に位置することを知っ

ていて(もちろん他の多くの遺伝子と一緒に),タウ遺伝子が原因であると疑った.しかしタウ遺伝子変異の発見は他の研究者に委ねられた(Huttonら,1998).まもなくタウ遺伝子変異が第17番染色体と関連がある家系の約半数に見つかった.タウ遺伝子変異によって異常が罹患者において検出できるようになった.そして同じ異常が罹患者の発症していない兄弟や子どもにおいて調べることができるようになり,彼らがその病気のキャリアであるかどうかや将来病気を発症するかどうかを予測できるようになった.しかし,タウ遺伝子を解析して変異を検出することは通常では行われておらず,少数の研究施設でのみ行われている.

多くの家族は私に彼らやその子どもが病気にかかる可能性について尋ねる.私はいつも次のようなやり方で説明している.FTD/ピック病の約30〜40％が家族性である.半数未満の家系で第17番染色体と関連がみられる.関連のある家系の半数にタウ遺伝子に変異がみられる.今までのところ散発や単独の症例(孤発例)において変異は見つかっていない.したがってわれわれは現在,2名以上の血縁者が罹患し,その遺伝型が優性遺伝(何世代にもわたって)である家系に限り変異を調べることにしている.しばしば人は兄弟や,叔父と従兄といった親族についての情報をもっていない.電話をかけたり,直接尋ねるなどしてある程度詳細を調べることや,個々の捜査はFTD/ピック病に罹患したすべての家族にとって価値のある仕事である.優性遺伝が実証されれば,われわれは遺伝子研究所と連携して変異を調べるだろう.しかしその場合にも変異を見つける可能性は流動的で10％前後である.われわれが罹患者に変異を見つけた時点で,血液を検査することを望むかどうか決めることは個々の血縁者次第である.変異遺伝子のキャリアでないことはもちろん大きな安心であるし,子どもが安全であることを保証する.どちらにしても(キャリアであるかどうかを)知ることは家族計画に役立つ.大半の人は知りたがるが,一部の人は訳があって知りたがらない.そして遺伝子相談は内密に行うことが有益である.私はいつも患者の血縁者にいくらか宿題をしてもらい,遺伝子相談を有効なものにするために家系図を次回の診察に準備することにしている.そのような情報がなければ,相談は一時的なものにしかならない.私はまた,ほとんど間違いなく後に病気を発症するか子どもに受け継がれる(50％の)可能

性がある遺伝子異常のキャリアであるかどうかを知ることと知らずにいることの意味を考えることを勧めることもしている．

　変異は必ずしもそれぞれの臨床症状に特異的ではない．最も一般的な変異はタウ蛋白のコドン（コード領域）301 のアミノ酸であるプロリンがロイシンに変わるもの（P301L）であり，行動異常や失語，錐体外路性運動障害で発症する可能性がある．単一の家系内であっても同じ変異が異なる症状を起こしうる．病理も変異によって予測できない．ある変異は CBD かピックのどちらかを発症する傾向にあるが，P301L のような特定の変異はすべてのタイプを発症する．タウ陰性例は PPA や CBD/PSP 症候群より FTD に多くみられる．

　タウ陰性例は FTD-MND〔同じ病理が ALS（ルー・ゲーリッグ病）の運動ニューロンにみられる〕の一家系に関連している第 9 番染色体のように他の遺伝子座と関連している可能性がある．ちょうど本書が印刷に回った時，タウ陰性病理のこれらの家系の一部に第 17 番染色体のタウ遺伝子から少し離れたところに位置するプログラヌリン（PGRN）に変異があることが発見された．遺伝的因果関係と家系での診断をさらに明らかにするために，全く同一ではないにせよ同様の疾患を引き起こすこれら二つの蛋白変異の間の遺伝子相互作用や，他の遺伝子連鎖と変異についての調査が進行している．

介護者への助言

　FTD/ピック病患者に継続的なケアを提供し続けることは人間性を試す手段としては究極的なものに違いない．仕事，家族，友人，普通の会話に興味を失うだけでなく，粗暴で，子どもじみ，抑制がきかず，執拗で，融通の利かない人物に変化していく配偶者や親とのかかわり合いは，大多数の人の気力を打ち砕くには十分である．介護者の多くが最初に感じるとまどい，恐れ，拒絶，怒りをいかに乗り越え，折り合っていけるかをみると，それは人間の慈愛心というものを感動的に示す証しといえる．この章の記載は，介護者の一助になりたいとの思いからであるが，その多くは実際の介護者たちに鼓舞され引き出されたものである．多くの自立支援本や介護者用ガイドはアルツハイマー病(AD)を対象としたものであるが，この疾患にも少なからず応用可能である("The 36-Hour Day"という古典的なものがある)．支援グループ(199頁参照)や家族の協力は介護者にとって大きな助けとなる．起こりうるすべての事態に対応しうる詳細な実践ガイドを提供することが本書のねらいではなく，この疾患に特徴的かつ共通してみられる諸問題の解決に役に立つであろうアドバイスを簡潔にまとめることを目的としている．

　この病気はひそかに発病し，何年も気づかれずにいることが少なくない．仕事を体系的にこなすことや，食事を用意する，住居の手入れをするといった複雑な作業ができなくなるのは，初期からみられる症状であるものの，特異的なものではない．配偶者や親族は，単なる"燃え尽き状態"やうつ病，あるいは仕事や家庭でのストレスだと思うかもしれない．誰もが知ってい

る"物忘れ"だとか"うつ病"というありふれた言葉が不適切に使われかねない．言葉を失ったり，人や物がわからない場合は記憶力が悪いためだとされかねない．患者の実際の言動を細かく描写せずに，このように短絡的に考えたり，不用意に症状を解釈すると，診断が遅れるか誤った診断結果となってしまう．

　時に親族はこのような症状を無視することを選択したり，恥ずかしい思いにつながりそうな状況を避けることによって性格変化の社会的帰結を隠蔽しようとしたり，あるいは一緒になって社会から影を潜めようとする．私の経験した例であるが，若々しく魅力的な妻を夫は溺愛し，成人した娘たちが何かすごく変だと訴えても，夫は妻の行動を断固としてかばっていた．時には，海外旅行や引っ越しを契機に，変化に適応できない，日常にとまどう，待つことができないといった症状が急に出現したり，あるいは顕著になったりする．また，久しぶりの親族などは，患者の性格変化に関心を引かれてしまう．

助言#1：親切心から配偶者のために言い訳を見出すのは当然であるが，長期にわたり"ストレス"のせいにしたり，"隠すこと（ある時期にだが）"をしないことである．

　次第に変化する性格が一時的あるいは一過性ではないと理解したなら，正しい診断と管理上の手助けを得ることが次の段階となる．本疾患を持つ患者のほとんどは洞察力を全く欠いており，精神科医はいうまでもなく医者にかかるのを頑なに拒絶する患者がいる．時には，もっと"器質的"な受診理由を見つけるとか，精神疾患を意識しないように"専門家"という言葉を使うほうがよい．患者が診察に行くのを納得したとしても，しばしば「何も悪いところはない」と言う．患者がこのように抵抗するため，配偶者は「ただの健康診断だけ」と言って患者を受診させたりするが，FTDの診断には配偶者や身近な人物からの信頼できる病歴が不可欠であるため，これでは中途半端な評価で終わってしまう．

　変化の進行については，複数の家人から，異なったみかたや角度から情報が提供されることが有用となる．ただし，あまり大勢が診察室に押し寄

せても，医師，精神科医は対処しにくく，時間の浪費となってしまう．私のクリニックでは訪れる人に必要なら椅子を追加して用意するが，キーパーソンとは個別にも面談する．すべてのクリニックでこのような時間，スペース，職員に余裕があるとは限らない．つい最近まで，少数の専門医によってのみFTDは診断されており，信じられないかもしれないが，介護者や友人，ひいてはインターネットを通じて診断されていたのである．残念ながら，現時点ではまだかかりつけ医や他の専門医も診断には精通していない．本書やFTDクリニックの努力とボランティアによる援助が，認識へのさらなるはずみとなることを望む．

助言#2：患者と一緒に同伴して受診し，可能であれば個別の面談を申し出ること．これは体系化した専門クリニックであれば可能だが，どこでも通用するというわけではない．

　症状，行動，性格変化を出現した順にリストにして用意しておくのも有用である．一番最近に起こった問題が最も印象的であるが，初発症状が診断の手がかりとなるので，できる限り最初に出現した症状を明確にしておく．"彼は何もできない"，"食事が変わってしまった"とだけ書くのではなく，詳細に記載すること．口頭で話を聞くのを好む医師もいれば，話を聞くあいだに要点の書かれたリストを見るのを好む医師もいるし，数ページにおよぶもっと長い苦悩の記録が歓迎される場合もある（私もその一人である）．かかりつけ医にとっては，紹介を決断する以外，すべてを読む時間がないかもしれないし，内容にピンとこないかもしれない．医師に時間的余裕がないようなら，コピーが必要かどうか尋ねるといい．おそらく後で読むことができるだろう．

　大学病院の神経内科，精神科，老人科や物忘れ外来，アルツハイマー病センターなどの専門医はこの病気について最も知識をもっているだろう．神経内科医は言語の喪失，すなわち失語をみることが多いであろうし，行動や性格の異常については精神科に紹介するであろう．人の名前や顔に関する記憶は失われるかもしれないが，初期には出来事に関する記憶はほとんどの場合保たれ，AD患者のように迷子になることはない．このような

点は初期診断に重要なので，当てはまるようであればこのような機能が保たれていることについて必ず話しておくようにする．進行してくると，行動の変化や言語の喪失によって，このような機能も障害され，評価することも難しくなる．

助言#3：症状，行動，性格変化と時期を出現順にまとめた1ページの短いリストを用意する．地域のなかで一番の専門家に相談するよう心がける．

　診断がついたら聞きたいことが相乗的に増える．何が原因なのか？　何か他の病気ではないか？　今後どうなるのか？　治療はあるのか？　良くなるのか？　予後は？　いつまで続くのか？　この病気にかかった他の人は？　手助けに何ができる？　家族や私にどんな影響が？　遺伝するのか？　どこで援助が受けられる？　最後はどうなるのか？
　時にこのような疑問がいっぺんに介護者の頭に浮かぶが，ほとんどの場合もっと後になってからである．最初の診察ですぐさま診断がつくとは限らず，ましてやこれらの質問に対する答えは用意されていない．専門家，精神科医，神経心理士，脳画像，検査所見から情報を収集するのに多少の時間が必要である．かかりつけ医は質問に答えるのは容易ではないと感じるか，複雑な情報をまとめて解釈することを専門家にすべて委ねるかもしれない．かかりつけ医はまだこの病気をよく知らないと思われ，彼らを責めるべきではない．
　FTDはしばしば躁うつ病と診断されるが，これはあながち悪い判断ではなく，自発性の低下はうつ病でみられるのと似ており，脱抑制は躁状態でみられるのと類似する．実際，最近使用されているセロトニン作動性(SSRI)の抗うつ薬は，現在までのところ，強迫神経症(obsessive-compulsive disorders；OCD)同様にFTDに対する薬物治療における一つの選択肢である．FTD/ピック病に精通している者にとって，この病気のパターンは間違えようがないが，診断が難しい境界例には専門家でも頭を抱えることがある．

助言#4：インターネットも含めて，複数の情報源を利用すること（助言22を参照）．初期の診断がどんなものであれ，かかりつけ医を尊重し，良好な関係を維持すること．

　個々の症状はそれぞれ出現時期が多様であり，異なった対処法が必要となる．無関心や意欲の低下は初発症状の一つである．家族，友人，社会活動，病前の趣味に興味を失うといった変化は目立つものである．無頓着，無関心，意欲低下は病気の部分症状として理解すべきであり，介護者が個人的に判断してはいけない．無関心，興味の喪失，意欲の低下はうつ病や"燃え尽き状態"として誤解されやすいが，この病気では悲しんだり自殺しそうな感じはなく，ただ単に興味がないという点が目立つであろう．これは，FTD/ピック病の症状としては特異性が最も低く，ADや脳血管障害でもみられる．FTD/ピック病の無頓着，無関心には抗うつ薬が効きにくいが，試みる価値はある．介護者の対処法は異なってくる．最初はやさしく思い出させること，中期にはごほうびが有効なこともあるが，最終的には他の誰かに用事を頼むことになる．嫌がる患者にアイスクリームをごほうびに渡したら病院に行ったり何かをしてくれるのに驚くことがある．怠惰，無関心から無為に至るまで行動は多様であるが，無為とは患者の反応や活動レベルが病的であり，疑いもなく正常を下回っていることを意味する精神科用語である．

助言#5：思い出させるときにはやさしく言うこと．説得するよりもごほうびのほうが有効なことがある．進行した後は，誰か他の人に用事をお願いする．社会性や刺激を与えるためにも，家族や友人にも協力を得る．

　判断の障害は早期からみられることがあり，とくにお金に関するものは深刻な問題に発展しうる．FTD患者はテレビ，広告，雑誌，インターネット，通信販売広告のターゲットになりやすく，景品付きのコンテストや宝くじに強迫的にはまってしまう．FTDの患者は，判断力低下のため詐欺の餌食になりやすいので，驚くほど簡単に騙される人物として名簿に載っ

てしまう．窓ガラスや羽目板の訪問販売がもとで高額かつ不必要な出費になることもありうる．時には払えるはずのない額のお金が慈善団体に寄付されてしまったりもする．電話の勧誘などはすぐに切り替わる留守番電話機能を使用することで防ぐことができるかもしれない．介護者がこれに一度でも気づいたら，個々の状況に応じてすぐに行動に移すべきであるが，患者の代表として動いてくれる慈善的弁護士を早めに探すことを勧める．認知機能が比較的保たれている患者に対して，財産管理能力がないと断言することは難しく，財産管理能力を判定する資格を持つ審査者もこの病気の初期症状には精通していない．この段階では，患者はしばしば浪費を合理化し，もっともらしく言い訳をすることができ，干渉されることを拒絶する場合がある．財産および健康管理を配偶者あるいは子どもに委任することに関する法的な後見人(a valid power of attorney；POA)の書類によって，後のトラブルを回避することが可能である．司法の管轄領域によりPOAのタイプは異なるが，患者が健康な状態で取得することができれば，必要時に効力を発揮し有用である．

助言#6：判断の障害や財産管理能力の欠如は高額な損失を招くことになりかねない．可能なら早めに弁護士の力を借りて，銀行の責任者に相談し，不必要なクレジットカードや契約を解除することである．

　判断の障害以外にも，忍耐力喪失や衝動性が運転の誤りを引き起こす．他の車の進路を妨害したり，躊躇したり，無謀になったり，距離感を間違えたり，他の必要性を無視したりすることは，車の運転技術や扱いに関する誤りよりも早期に出現する．ささいな事故はめずらしくもなく，遅かれ早かれさまざまな異常言動とともに重大な事故に発展する．FTD患者が自分の問題点を認めることはまれであり，運転免許試験にさえ合格しうる．男性患者は特に必死になって車に執着し，たとえ無免許でも運転する．私の患者の一人は自分が健康で車の運転が可能であると別の医師を説き伏せたが，その1か月後にオートバイ事故で死亡した．車の鍵を預けることに納得したり，"同乗者"あるいは"案内役"として乗ってもらうことで落ち着

く場合もある．事故を未然に防ぐためにも，運転を断念させる判断に遅れがないよう，介護者による観察が不可欠である．一方，進行性の失語の場合には，衝動的行動や判断障害の程度が軽く，運転の継続が可能である．このような患者において運転を禁止することは，不必要に患者の自由を奪い，悲しみや怒りを助長することになりかねない．

助言#7：車の運転を断念させることは重要な行程であり，不必要に早期ではなく，ただし必要となったら速やかに実行に移すことは介護者の重要な役割である．

偏食や過食は頻度が高く特徴的な症状である．単に手に入らないようにすることでうまくいく場合もあるが，好物の甘い物やお菓子を買いに行ったり，くすねたり，蓄えたり，隠したりする場合もしばしばある．特定の食べ物に対する執着は時に強迫的となり，通常の食事には目もくれなくなる．いくつかの episode で紹介したように，バナナ中毒はとくに典型的である．バナナは無害であり高い栄養価を有する．バナナにはセロトニンの前駆物質の一つであるトリプトファンが豊富に含まれるため，バナナの切望は偏った身体状況に起因する可能性もある．セロトニンの欠乏は固執的，衝動的，不穏行動において重要な役割を有している．甘い物を切望するのは糖尿病の徴候かもしれず，同時に水を多飲したり，頻回にトイレに行く場合は特にその可能性が高いので血糖値をチェックする必要がある．時に，強迫的な飲酒が特徴になることもあるが，アルコール依存症と勘違いしてはいけない．

助言#8：偏食は無害であるが，口論にならぬよう甘い物を制限すべきである．糖尿病が原因である可能性について医者に相談すること．

型通りに繰り返す日課のような行動は一般的にみられるものであり，多くの場合無害であるが，毎日毎日まったく同じことを同じ時間に行うこだわりには，うんざりすることがある．近隣の人や他人などに干渉されない限り，介護者のほとんどはあきらめてその行動に耐えるほうが楽だとわか

る．頻回の電話をやめさせるのは特に難しく，通話制限が必要となるだろう．ショッピング，お金，排泄，健康，体の特定部位に対する執着など，それぞれに対して異なった対処法が必要であり，体力や時間を消耗することがある．介護者は店やセールスに近寄らないように制限し，クレジットカードを取り上げ，銀行口座を管理しておく必要がある．われわれの支援グループにいる要介護者の中に，「夫婦二人とも同じカードを持っているのだし，それにカードが多すぎて紛らわしい」と言って，クレジットカードを1枚ずつ自分に渡すよう夫をうまく説得することができた人がいる．同じ日課を変えることを頑なに拒絶する患者もいるため，介護者はあきらめるか，怒らせたり係争に発展しないよう，交換条件やごほうびなどを使って賢く，時にはずるく本人の気をそらす作戦を使うことが必要であろう．

助言#9：無害であれば，執拗な日課にも耐えること．迷惑になるものならば，気をそらすような方法を試みる．あわよくば，工作，ジグソーパズル，塗装など創作的なことへの固執を利用して，安全な状態でこれらをし続けるようにしむけること．

近所やショッピングモールでの周遊はしばしば遠方への探索行動に及び，不安を駆り立てるものであり，固執的・衝動的行動と重複してみられるものである．行動は目的を持ち，型にはまったもので，ADでみられるような混惑や混乱を伴う徘徊とは異なっている．ADとは異なり，FTD患者は迷子になることはなく，したがって，ある程度まで周遊させておくことは安全といえる．居場所の想像がつく限り，慣れた道や田舎での長い散歩は健康的でさえある．患者の通る道をチェックし，どのあたりにいるのかを大体つかんでおくことが望ましい．一人暮らしの場合，あるいは判断力や注意力が低下した状態で周遊する患者であれば，混雑した高速道路，鉄道線路の路肩や中央を歩いてトラブルに発展する可能性がある．落ち着きなく毎日ショッピングモールへ出かけたり，車で遠く離れたレストランへ行きたがる患者もいる．配偶者には何も言わず，3,000マイル離れたカルフォルニア州まで行ってしまった患者もいる．周遊をやめさせようと，運転免許証を失効させようとしたり，鍵を没収しようとしたりして，喧嘩

に発展し，危機的状況に至ることがある．

助言＃10：安全である限り周遊は自由にさせておくこと．できれば，患者の注意をそらすか同伴すること．「あなた，車でそこにいく必要はないわ」と言いつつ話題を変えて，他にやることを見つけてあげることが有効である．

FTD/ピック病患者はじっと座っていることができず，注意力を維持していられないために，しばしば食事中や仲間との会話中に突然立ち上がったりする．これは病初期にみられた無関心や自発性低下と入れ替わることがある．落ち着きなく家の中を歩き回ったり，手を叩いたり，壁やテーブルを叩いたりする行動はもっと後期に出現する．「やめて，頭がおかしくなるわ」とは言わず，何か他のことをするように促すか，何か話をして欲しい（話すことができる段階であれば）などとお願いをしてみるとよい．不穏行動はとても迷惑になるため，その対処には投薬が必要となりうる．選択的セロトニン再取り込み阻害薬（SSRI）や向精神薬は不穏や周遊どちらにも有効である．トラゾドンは鎮静作用とセロトニン作動性の特性を有しており，いくつかの行動異常に対しては特に有効である．

助言＃11：軽度の不穏や徘徊は治療の対象ではない．しかし，不穏が迷惑あるいは危険な場合，投薬が有効な場合がある．これは医師に相談するとよい．

使用行為，すなわち物品や道具などを掴んだり，使ったり，もてあそんだり，あるいは単にすべてを触る行為は不穏と類似している．棚やタオルを並べ替えたりするなど一部のものは容認できるが，他人の食器を取ったり触ったり，トイレの代わりにブーツ，箱，コップに至るまであらゆる容器に排尿するといった行為は社会的に容認されるものではない．ある配偶者は空の箱をすべてかたづけることで対処しようとしたが，結局は止めさせるために薬物治療が必要となった．他人に触ったり，衣服などをもてあそんだり，子どもを叩くなどの行為の場合，即座にやめさせるか，必要な

ら説明することが要求される．これに似たような症状として，口運び傾向，すなわち触れるだけでなく味わってみたり，何でも口に入れてしまうという行為がある．これは，たいていもっと後期になってみられるもので，言い聞かせてやめさせるのは難しい．

助言#12：使用行為のほとんどは無害である．友人には訪問前に忠告し，必要であれば店員に話しておくこと．

買いだめしたり，くすねたり，万引きをしたりするのは，強迫行為の一部かもしれないが，暴飲暴食，使用行為，幼稚で自分勝手な欲望とともに，すべて脱抑制あるいは社会性欠如の枠のなかでとらえることができる．介護者は買い物中には目を離さず，捕まる前に何が起こり得るか店員に説明しておくとよい．店に近寄らないことで対処しようとする介護者もいるが，患者が自立している場合には"反社会的行動"に対しての心構えが必要である．これは，若年者にみられるような衝動的脅迫行為である"窃盗癖"とは異なるもので，甘い物やお菓子でない限り，必要性にかられて実行されるわけではない．患者がピック病であることを示す身元証明と，病気のため強迫的に物に触れたり取ったりする可能性を記したメモが，不快な争いや訴訟に巻き込まれないために有用である．ピック病を知っている人はほとんどいないため，不適切ながら代用するとすればADを示す腕輪が無難であろうし，これは容易に手に入れることができる．

助言#13：ショッピングモールには注意が必要である．患者を監視したり，人々に通告しておくことができなければ，"医学的警告"用の腕輪の有無にかかわらず介護者の電話番号と"ピック病"（あるいは，より一般的に知られているために，"アルツハイマー病"）であることを示すメモを用意しておくことが多くのトラブルを回避するために有効である．

公衆の場において子どものように振る舞ったり，歌を歌ったり，踊ったりすることや，利口ぶった批評をしたり，順番を守らなかったり，怠惰で

あること，わいせつあるいは性的犯罪行為などは，脱抑制あるいは社会性喪失のさまざまな段階であり，これに対する対処や予防は容易なことではない．知らない人，特に子どもに近寄っていくのは問題であり，やさしくかつ断固としてやめるように言い聞かせるか，注意をそらしてその場をおさめる必要がある．性欲亢進が身体的問題になるのはまれであるが，若年者の場合，現実的な性的欲求の増長は一部の配偶者にとって適応し得るものではない．多くの場合，下劣なジョークや一言であるが，公衆の面前で衣服を触ったり持ち上げたりする場合もある．中年者や高齢者によるこのような行為は非常に奇妙にみえるため，危機的な事態に発展することはめったにない．通常，被害者が犠牲者意識を抱くことはないが，驚いたり，歩き去ったりする場合もあり，または，ジョークにつきあってくれる可能性もある．しかし，最近はいかなる性的奇行に対しても認容性が低下しているかもしれない．

助言#14：抑制のきかない行動によって恥をかくことを覚悟しておかなければならないが，患者が病人であることを忘れてはいけない．怒ったり，責めたりすれば，自分にも同様な怒りや罪悪感を残すことになる．できれば多くを耐える（厚顔であることが助けになる）ことであり，近くにいたら簡単な釈明を被害者にしつつ患者を退散させることである．担当医にSSRIや安定剤を処方してもらうことである．

融通の利かない頑固さ，変化や批判に対する拒絶が出現しうるが，患者の注意をそらして対立を避けることが最も優れた対処といえる．"言うは行うより易し"であるが，ほとんどの介護者はこの優れた作業をこなし，対立を避けることができる．元気な頃には配偶者あるいは親であったことを忘れてしまいそうな，頑固で，短気で，へそ曲がりなFTDや同様の問題を抱えるAD患者（中期から後期にかけて）に対応することは本当に難しいことである．患者の習慣は自分とは食い違い，もはや知っているはずの人ではなく，まるで他の惑星から来たように振る舞う見知らぬ人物と暮らすことを強制されているように感じるかもしれない．介護者にとってこ

れは気のめいることであり，結果的に"燃え尽き状態"に陥ったり，諦めや怒りの感情にとらわれることになりかねない．FTD/ピック病患者の配偶者はしばしばうつ病で治療を受けており，私が耳にしたうちの一人は自殺した．患者と別れたり離婚したりする人たちもいるが，幸いにも私の臨床経験では頻度の高いものではない．介護者は自分自身のストレスの度合いや，心理的・身体的・社会的必要事項を認識しなければならない．調整可能なら2～3週間の休息をとるべきであるし，あるいは，介護者の負担を別の形で軽減することを定期的に模索しなければならない．

助言＃15：状況が苦しく，限界に達していると感じたら，お茶一杯を片手に腰かけるか，患者の好きなドーナツショップに行き，一緒に過ごしたよき時代を思い出すことである．

　増大する身体的・時間的要求にもまして，怒りや罪悪感への対処は介護者が直面するであろう最も困難な課題である．社会に適応しない，幼稚でだらしなく，わがままな患者に怒りを覚えるのは自然な反応である．しかし，怒ることは逆効果であり，これを表に出してもFTDの行動を修正することはできない．病人に怒鳴ったり，怒りをあらわにしてはいけないと，日に数回は思い起こすことである．優れた介護者が身につけていく難しい技術は，怒りをあらわにすることではなく，同時に怒りの理由を理解し，この感情に罪悪感を感じないことである．介護者が抱く罪悪感，無力感，それに関連したうつ状態は，一般的にみられ重症化しやすいので，専門家の助けが必要である．介護者は家庭医，ソーシャルワーカー，聖職者，地域のアルツハイマー病患者団体に頼ってもよい．これらは怒り，罪悪感，抑うつといった"三つの厄"に対処するための援助ができるし，専門家を紹介することもできる．専門家によるカウンセリングが必要な介護者もいれば，成人した子ども，兄弟，友人がサポートしてくれる介護者たちもいる．賢明にも，すべての介護者にはこれを世話する者が必要であると言われている．この役割を提供するうえで，支援団体は大いに役に立つ．

助言＃16：唇を噛みしめなさい！　患者は病人であり，病人にどなる人

はいないと思い起こし，怒りをコントロールすることである．後ろを向いて自分自身を修正し，中立的に言えることを考えるか，何も言わず容認できない行動から患者の気をそらすことである．怒りや罪悪感をコントロールできなければ，助けを求めることである．

　FTD患者にみられる行動の多くは奇妙—愉快とさえ感じることもあり，ユーモアのセンスを兼ね備えている場合はなおさらである．突然現れて，屈託のない一言を発し，好きなお菓子や動作に執拗に固執したりする子どもについ笑ってしまうように，一緒に暮らしていかなければならない"新しい同居人"の行動にみられる奇妙な癖にユーモアを見出そうとすることができるだろう．もし患者に見つからないときであれば，目をキョロキョロさせて笑ってしまうことだ．生き生きと描写されている強迫神経症とこれに関連する行動がいかに身近なものかを理解するために，レンタルビデオ店に行ってジャック・ニコルソン主演の映画『恋愛小説家』を借りて観てみるといい．FTD患者を介護する他の介護者とも話してみよう—ユーモアは伝染する．私は次の言葉を聞いたことがある—笑いを人と共有することほど，人の一日を明るくするものはない．

助言#17：ユーモアを持ち続けること．最初は不快と感じたとしても，面白いことが起きたら，できるだけ自分自身にあるユーモアのセンスを見出すこと．自身の経験を他の人たちと共有すれば，こころよい反応が返ってくるだろう．

　コミュニケーションの障害は，話にまとまりがない，他人の話を邪魔する，限定した話だけを待っているなど，障害のされ方は入り組んでいて，最初はとらえにくい可能性がある．このような言語によるコミュニケーションにおけるルールの障害は，音韻体系/構音，文法/流暢性，意味/語義といった枠を超えたものである．これは会話の駆け引きと関連するものであり，すなわち，話題を保つこと，的を射た返答をすること，一貫性，関連性など，まとめて言語の"語用論的"と呼ばれる側面と関連している．

FTD患者とのコミュニケーションにみられるこのようなとらえにくい，しかし広範囲に及ぶ困難は，非常に際だった早期症状であり，他の病型ほど妨害的ではないものの，重大な人格変化を印象付けるものである—何といっても，コミュニケーションは人格の根幹をなすものではないとしても，重要な要素ではある．患者が話の邪魔をする，話を理解しない，会話についてこれない，ということがあってもあなた個人に対してだと解釈してはいけない．コミュニケーションが障害されている，正常なやり取りができない，特定の話題に固執する，奇妙な受け答えをするなどについては他人に忠告しておくことである．

助言#18：会話を邪魔し，聞くことをせず，特定の話題に固執することは，病気の初期症状となり，職を失う原因ともなりうる．結果的に陥る社会的孤立に対して心構えをしておく必要がある．

　言語の障害は早期からみられることもあり，初発症状となることさえある．これはさまざまなかたちで出現しうる．最初，患者は口数が少なくなり，会話に加わらなくなるようだ．吃音症として発症することもあるが，この場合，理解は保たれ，書字はさらに良好な場合がある．早期から無言状態に陥ることもある一方，雑用をこなしたり，誰かの世話をしたり，仕事を続けることさえ可能なことがある．発話量や文法が障害される一方，理解や認知が保たれるこのような病型は原発性進行性失語(PPA)といわれる．末期まで行動異常を伴わない場合もあるが，運動の拙劣さ(運動失行)や実用性を失った手の硬直(大脳皮質基底核変性症)は頻繁に認められる．PPA患者が言葉を思い浮かべるまで話を聞いているには相当な忍耐を要する．患者によっては意中の言葉を誰かに言われてしまうのを嫌がるが，思い出しあぐねている言葉を提示してくれる者を歓迎する患者もいる．ヒントを与えてくれる忍耐強い聞き手が，ほとんどの場合で最適といえる．質問には，「はい」「いいえ」で答えることができるような言い回しが有用である．

　なかなか答えてくれなくても，いらいらしていると悟られないようにすることである．安心させるための時間がない場合も，後でなら時間をみつ

けることができるかもしれない．彼らにとっては深刻な問題であるから，「大丈夫？」とは聞かないように心掛けたほうがいい．進行すると，声は小さく，囁き声のようになったり，話しかけたことを繰り返したりするかもしれない．「答えは」……などとヒントを与えることは助け舟になる．"親指を上に"や"親指を下に"のサインは意思疎通するうえで有用である．たとえば「トイレに行きたかったら親指を上にして」のように．"想像のマイク"を握っておくことで，失語状態やほとんど無言となった患者から残存した発話をうまく引き出すことができる．通常の場合，発声することより理解することのほうが良好である．

助言#19：PPA患者では自分を表現する能力が障害されていることにより，しばしば不満を抱き，抑うつ的であるが，他の病型のFTD/ピック病患者と過ごすよりは楽であり，不幸中の幸いと思ったほうがよい．一言で答えることができるように，質問はシンプルにすることである．ノートとペンや，絵のついた文字盤を渡しておくのがよい．なにが必要なのか推理することである．他の症状が現れるまで，運転を制限する必要はない．

物の意味がわからなくなることも，コミュニケーション障害に含まれる別の病像であり，たとえば「ステーキって何」，「パレードって何」，「壁って何」などの質問をしてくるようなときである．会話に出てくる物の意味が理解できない場合は語義失語(意味性認知症)と診断されるであろう(語義理解とは意味の処理機構)．言葉の意味をいつも聞いてくるのが特徴的である．患者によっては室内の物品にシールで印をつけたり，"ラベル"をつけたり，執拗に単語のリストを作成したりすることがある(しばしば誰かにアドバイスされて)．みなにこれが有効というわけではない．身振りで表現したり，実際の行動をパントマイムで示したりするほうがもっと有効である．言葉が思い出せないだけでなく，言葉を言い間違えたり，理解障害のために会話が困難となるのはPPAの患者よりも深刻である．この場合，理解できないにもかかわらず多弁となる．進行すると，目にした物や人を認識できなくなり，したがって，言語の問題だけではなくなる．こ

のような苦労は，異常行動，周遊，偏食などもしばしば重なり，さらに複雑化するが，これらが意味性認知症に先行する場合もあればその逆もある．進行してくると，エコラリア，すなわち耳にしたすべての反復，あるいは，"お得""テキサス"など気に入った単語の保続がみられるようになる．

助言＃20：語義失語あるいは意味性認知症では理解が障害されるため，身振りや非言語的な動作による補足が必要である．進行すると，または早期から，目で見た物や人を認識することができなくなる可能性について心構えをしておく必要がある．奇妙に思えるが，患者はわざとしているわけではない！　たとえや比喩的な言い方は避け，シンプルで直接的な質問にすることである．優しく触れたり，視線を合わせることで注意を喚起することを勧める．

　運動障害は早い時期からみられることがあり，さまざまな様相を呈し得る．これにより患者はしばしば移動手段を奪われることになる．周遊，不穏，執着した日課を行う活発な患者を介護していた人達にとってみれば，有難いと思えるものになるかもしれない．ショッピングモールに行ったり，買いだめをしたり，他人に近寄って行ったりなど，以前にみられた迷惑行為をすることができなくなるであろう．しかし，新たな問題について取り組まねばならない．筋肉が硬直したり，進行性核上性麻痺（PSP）のように転倒することが多ければ，歩行器が必要かもしれない．見かけが奇妙な"他人の手徴候"はその動きや日常の物品を使用できないことを意味しているが，理解できる説明がなされなければ介護者は困惑してしまうものである．FTD/ピック病に起因するものとして理解されない場合もあり，大脳皮質基底核変性症（CBD）と診断されて介護者はさらに困惑する．CBD/PSP型のピック病はパーキンソン病に似ているが，レボドパや他のパーキンソン病薬は筋肉の硬直や動作の障害に対して無効である．

助言＃21：FTD/ピック病ではCBD/PSP類似のパーキンソン症状をしばしば伴い，移動能力の低下の原因となるが，しばしば歩行

器が有用となりうる．家の部分改築(スロープ，風呂場の取っ手)が必要であろう．進行したら車いすが必要になるであろう．

電話，テレビ，ビデオなどの家電製品，さらには食器などをだんだん使えなくなるといった症状はどのタイプのFTDにおいてもみられるが，特に大脳皮質基底核/失語症候群でみられることが多く，進行性失行と呼ばれることがある．しかし，意味性認知症による物品の認知障害と関連してみられることもある．

助言#22：器具にはシンプルかつわかりやすいラベルを付けたり，押すべきボタンは黄色く塗ったり，言葉ではなく身振りで示した手引を用意することがしばしば有用である．

身奇麗にしておくことに関心をなくしたなら，最初は注意してやればよいが，進行してくるとストレスの火種となりうる．シャワー，ひげそり，服装の清潔を保つことで口論したと思ったら，後にはすべてについて監視することが必要となってくる．比較的若い患者の一部が早期から失禁状態になることは最もわずらわしいことになりうる．これは排尿や排便を制御している前頭葉の機能低下によるものと思われる．最初は2時間毎にトイレに行くよう誘導することで，部分的な問題解決につながるだろう．失行を有する患者は体をきれいにする(排泄後に拭く)ことができないこともあり，意味性認知症を有する患者は排泄物とは何であるかやトイレットペーパーは何に使うものであるかなどが理解できなくなり，患者の清潔を維持すること自体が介護の一部となるが，一部の介護者にとってこれが最も厄介な仕事となる．最近の大人用オムツは使いやすく，有用な問題解決策の一つである．オンタリオにおける地域介護サービスは在宅介護の手助けになる．アルツハイマー病協会，教会などの宗教団体などのボランティア組織は地域の援助に関する情報を提供してくれたり，車いすを貸し出したりしてくれる．介護者が健全でいられるように，ボランティアが患者に付き添ってくれたり，さまざまな施設が休息支援を提供してくれるであろう．米国では地域の老人福祉機関を通して在宅看護や介護施設に関するほとん

どの情報が得られる．

助言#23：在宅介護サービス，地域のアルツハイマー病協会，老人福祉機関を利用することである．日に2～3時間は自由になれるよう，親戚や友人の協力を得ることに躊躇しないことを勧める．彼らの救える魂は一つだけではない！

　最終的にFTD/ピック病の在宅介護は難しくなってくる．さまざまな時期に種々の理由によってこういった状況になる．しばしば失禁が介護施設への入所を考慮する契機になる．24時間にわたる常時の介護が必要であったり，人が患者と疎遠になり，理解を示さなくなった場合には介護施設への入所が考慮されるべきである．反社会的あるいは危険行動がみられれば，しばしば精神科病棟への入院が必要となる．親戚の援助や地域の介護支援があったり，訪問看護師の協力を得たりして，介護者が最後まで乗り切ることができる場合もあるが，身体的にも精神的にも膨大な努力を捧げることをいとわない，熱心かつ健康な配偶者でさえ限界点にきてしまうことがある．嚥下障害や窒息が致命的になることがしばしばある．ある段階，特に失禁があったり，動くことができなかったり，無言であったり，理解することができなかったりすると，通常在宅介護は過重な負担となる．このような結果に至る前に，多くの介護者は結論を下す．介護施設に移動してほっとすることに罪悪感を抱く場合もあるが，しばしば患者はこの変化をあまり気にせず気付いていないこともある．多くは新しい環境にすぐに落ち着く─仲間や好みに合った気ばらしを見つけることもある．家族の居場所に近いのか，設備あるいは介護の質は良いのかなど，考慮すべき多くの点があり，介護施設を選ぶのは容易とはいえない．身体的管理とは施設の一側面にすぎないのである．家族が引き続き関与していくことが同様に重要である．

助言#24：専門の介護者による適切な介護のほうが好ましいと感じたときには介護施設を考慮すること．適切な施設を見つけるのには6か月以上を要するため，どうにもならない状況になる前

によく探しておくことである．

　同じ経験をしている介護者と話すことで，大いに安堵感を得ることができる．介護者は自分だけではなく，自分の経験が特異なことではないと認識できる．どのような援助が得られるのか，あるいは介護の重荷を軽減するヒントを学ぶことができる．ピック病やAD患者の面倒をみることは，"介護のマラソン"と評される．同じような体験や心的負担を共有できる支援団体の人々により，長距離を走る"孤独"は，大いに癒されるだろう．

　FTD/ピック病を対象とした支援団体は現在いろいろな施設に組織されつつある．それらを探すには英国(www.pdsg.org.uk)や米国のAssociation for Frontotemporal Dementias(www.FTD-Picks.org)などのウェブサイトを見るといい．AFTDやBritish organizationはパンフレットやニュース，最新の研究成果，支援団体のリスト，介護者の勉強会，弁護士に関する情報などを提供している．多くのADに関するウェブサイトにも，ピック病を扱った小さなコーナーはあるが，いくつかは時代遅れであり適切とはいえない．PubMedには専門的な情報が用意されている．大学病院にはFTD/ピック病に精通した専門スタッフが神経内科，精神科，老年科にいるし，前述したウェブサイトにアクセスすれば適切な援助を紹介してくれる．

　最期を迎えたとき，研究施設に患者の脳を提供することが，まだ生きているピック病患者に対する最善の贈り物であることに多くの介護者は気付くのである．

助言#25：地域の支援団体に参加すること．最期を迎えるときには，患者の脳を研究グループに提供することを考慮すること．これがピック病患者の苦境を将来的に救うかもしれないのだから．診断を確定するためには病理解剖が重要であり，遺伝に関する疑問に答えるためにも有用である．疾患の基本的知識や科学的知見を得るための貢献にもなる．

FTD/ピック・コンプレックスにどう対処するか？
治療方針の選択と研究の方向性

　近年，アルツハイマー病（AD）において欠乏する神経伝達物質の発見によって，ADの症状を改善する治療薬が開発された．これらの薬はコリンエステラーゼ阻害薬と呼ばれ，限られた期間ではあるが，認知機能障害や行動異常をある程度，時にはかなり劇的に改善する．これらの薬物がこの病気の経過や予後に影響するかどうかは今のところはっきりしない．影響の可能性を示唆する研究はあるが，それを確認するには長期間にわたる検討が必要である．これらの薬物のうちの3つ，すなわちドネペジル，リバスチグミン，ガランタミンは，多くの国で，軽度から中等度のADの治療薬として認可されてきた．メマンチンなどの他の薬物は，中等度から重度のアルツハイマー病の治療薬として認可されており，他にもいくつかの薬物が研究されつつある．

　FTD/ピック病においてもいくつかの神経伝達系の障害が明らかにされている．ピック病で障害された大脳皮質では，アセチルコリン，セロトニンおよびノルアドレナリンの結合が減少している．セロトニン結合の減少は，ピック病/FTD/ピック・コンプレックスの患者で時にみられる強迫的症状，過食，バナナや甘い物嗜好や体重増加に関係しているものと思われる．意欲低下や易刺激性などの行動障害の存在，そして比較的記憶が保たれていることも，セロトニン系の機能障害に一致する．選択的セロトニン再取り込み阻害薬（SSRI）が，強迫的症状の改善を目的にFTD患者に試みられてきた（Swartz, Milnerら, 1997）．トラゾドンはプラセボとの比較検討で，FTDの行動異常を改善するのに有効であることがわかってきた

(Lebertl, Pasquier 1999). コリンエステラーゼ阻害薬は系統的に検討されておらず，悪化あるいは改善したという個々の報告があるが，信頼性に乏しい．少量の向精神薬（neuroleptics）が不穏，徘徊，反社会的行動に対して有効である．現在の治療の多くは対症療法のみであり，今のところこの病気の経過や期間を改善させる薬物は知られていない．

われわれの施設では，実験的にタウの脱リン酸化を示すリチウム関連の薬物を含め，数種類の薬物を試用してきた．不幸にして，リチウムを用いた患者のうち数人は副作用のみで効果はなかった．したがって，われわれはこの非盲検試験を断念した．同様に，セレブロリシン注射（神経成長因子に似た物質を含む）のパイロットスタディは，PPA患者において明らかな改善をもたらさなかった．われわれは，FTDおよびPPAの患者グループを対象としたガランタミン（レミニール）の公式治験に着手した．レミニールはすでにADに用いられているコリンエステラーゼ阻害薬で，シナプス前でのニコチン受容体調節を介して，セロトニンやドパミン放出などの付加的効果を示す．未発表のデータでは，FTDのさまざまな段階での効果が示されている．実薬群はプラセボ群ほどは悪化しなかった．ADに対して試みられている他の薬剤には，グルタミンチャンネル阻害薬，神経成長因子，刺激剤，抗酸化薬，タウリン酸化酵素などあり，これらはFTD/ピック病のような他の変性疾患にも適応が期待されている．しかし，今のところ有効性は示されていない．これらの試みは少数の患者だけに行われてきた．今後は有意のエンドポイントを定めた，正式な，プラセボを用いたコントロールスタディが望まれる．

今後の研究の方向としては，臨床的，神経病理学的，生化学的，遺伝的な多くの道が考えられる．神経画像診断の進歩や血中，脳脊髄液中の生化学的マーカーが使用可能となり，この疾患の臨床的に改善された定義や診断の精度が向上すれば，基礎研究の探究方向が定まり，治験の対象となる患者も見つけやすくなる．この病気が決してまれではないと早く認識されるほど，原因や治療法を見つける機会が増える．この病気の患者の割合は認知症患者の6～25％の範囲と推定される．ただし，これには慎重な人口調査と，連続的な剖検による典型的な病理像の確認を要する．アルツハイマー病センターに併設したブレインバンクでさえも，主としてADの脳

を検査するので，数値に負のバイアスがかかる．この疾患に関連したセンターからの高い数値は，正のバイアスを示すものであろう．しかし，おそらくこれらは，一般的に低い診断率によって過少評価されている現行のレベルよりも実際に近いであろう．米国，英国，カナダ，ヨーロッパや日本のセンターは多くのFTD/ピック病の症例を集め始めており，この疾患の認識改善を可能にしている．神経内科医，精神科医，老年科医，神経病理学者および分子生物学者の活発な協力によって最善の研究と将来への期待が生まれる．真の疫学的研究は，この疾患の認識が標準化され，今以上に信頼性をもつことで初めて実現できる．

　タウ，ユビキチン，シヌクレインといった，ADからパーキンソン病に至るまでの異なる臨床的・病理学的病型を作り出す蛋白質の生物学において，さらなる進歩が期待できる．FTD/ピック病は独特な病像をもち，タウの変化と特殊な関連があるように見える．研究のさらに重要な方向性の一つは，FTD/ピック病の少なくとも半数を占めるタウ陰性の症例を対象にしたものである．現在，これらは正常タウの欠乏によると考えられているが，異常にリン酸化されたタウが引き起こすタウ陽性の症例と非常に似た疾患を作り出す．したがって，タウ陰性とタウ陽性の症例が共に同一の病理学的スペクトラムを示している．この点は今後検証する必要がある．同様に，タウ陽性と陰性の両者の病理の基にある遺伝子パターンやそれと臨床症候群との関連も調査，解明が待たれる．優性遺伝形式を持つタウ陰性の家系は，最近発見されたプログラヌリン遺伝子の変異に関連している（Bakerら，2006）.

　FTD/ピック病患者の標準化や検査が困難であっても，将来は正式な治療的検討を期待すべきであろう．現在，他の神経心理学的目的に用いるさまざまなテストが使われている．前頭葉性行動質問紙（frontal behavioral inventory；FBI）などの行動テストやウエスタン失語症検査（Western Aphasia Battery；WAB）などの言語テストが，薬物の効果を決めるために障害の程度を数値化するのに有用である．同様に，パーキンソン症状の段階付けのための神経学的スケール，変化をとらえるための全般的スケールが症状の改善を見出すために必要とされる．前頭葉の「遂行機能」のテストは，初期に診断された一部の少数の患者には適用できる．しかし，現在

は無症状であるが，今後発症する危険がある患者においてはあまり精度が高くないし，診断的に有用なほど特化されてもいない．疾患が悪化するにつれて，これらのテストは変化を検出するのにあまり有用ではなくなる．すぐに「床効果」に達し，症状が重度の患者ではもはやこうした検査を施行できないからである．検査には，この疾患に感受性が高く，特異的で，客観的な指標が必要である．しかし今のところ，信頼に足る介護者の話から経験を積んだ臨床医がとった注意深い病歴に代わるものはない．神経画像所見も参考になる．

現在われわれには，単なる対症療法ではなく疾患の改善を確かなものにする特異的な標的薬物がない．SSRI，コリンエステラーゼ阻害薬や他の向精神薬をFTD/ピック病患者に対して正式にテストする必要がある．略式のテストでは，これらの薬物は劇的な結果を示しておらず，症状の軽減のみであった．タウの代謝を修正する他の薬物，神経成長因子，抗酸化薬などの試行が待たれる．研究の機会や必要性は大きく，そう遠くない将来，さらに効果的な治療や疾患自体の改善さえも達成できるのではないかと期待される．こうした研究の方向性は，2003年6月に出版されたAnnals of Neurologyの増刊号(Kerteszら，2003)として，ロンドン，オンタリオ州(カナダ)で開催されたカンファレンスに先立ってまとめられている．関心をもつ研究グループが，さらに年1回または2回，この好奇心をそそるものの認識が薄い傾向にある疾患についてのカンファレンス開催を計画している．

過去数十年くらいの間に，FTD/ピック病とその基になる病理の研究に偉大な進歩があった．基礎分子生物学における最近の進歩は劇的である．ヒト遺伝子のマッピングは2003年に完成した．23,000の遺伝子のうち16,000は脳にあり，6,000は脳特有とみられている．発見の続いたここ数十年が，多数の患者に恩恵をもたらす治療の時代へと近々姿を変えることが期待される．遺伝子治療や幹細胞研究はまだ初期の段階にあるが，自らが生み出した問題点はあるものの大いに将来性がある．もし知識が過去と同じくらい急激に成長する(いくつかの評価では10～15年ごとに倍になる)なら，われわれは想像さえしなかったような治療法の到来をみることができるかもしれない．

用語解説

頻用される順に掲出する.

1. 前頭側頭型認知症(frontotemporal dementia ; FTD)
   以下の両者の意味で用いられる.
   ①行動面での障害を呈する一群. この場合 FTD の行動障害群と呼ぶほうがわかりやすい.
   ②前頭葉および側頭葉に病変を有するすべての認知症性疾患.

2. 前頭側頭型変性症(frontotemporal degeneration ; FTD)
   ①病理学的な変異を問わず, 前頭葉および側頭葉に病変を有するすべての疾患.
   ②臨床的な FTD と同義.

3. 前頭側頭葉変性症(frontotemporal lobar degeneration ; FTLD)
   ・FTD が行動障害を呈する一群を指すことを明示するため, 病理学的な診断を問わず, 葉という一語が付加された.

4. ピック病(Pick's Disease ; PiD)
   ①臨床的な症候群全体を指す. 現在, 世界的には使用されることは少なくなったが, わかりやすく, 歴史的な経緯を正確に表現していることから, この語を好んで使用する者も多い.
   ②病理組織学的に規定された疾患単位. 剖検でのみ診断される. 嗜銀性,

かつタウ陽性の円形あるいは卵円形の封入体を大脳皮質に認める．

5. ピック・コンプレックス(Pick Complex)(FTD/Pick)
   ・すべての臨床型および病理学的分類を含む概念．FTD/Pick は本書では1および5を包含する略語として用いられている．

6. 原発性進行性失語(primary progressive aphasia ; PPA)
   ・他の症状が出現する前に，失語のみがゆっくりと進行する病態．同義語として，進行性非流暢性失語(progressive nonfluent aphasia ; PNFA)がある．

7. 意味性認知症(semantic dementia ; SD)
   ・語の意味を喪失した病態．語の意味を理解することも喚語もできなくなる．特に名詞に対する障害が明らかである．意味性失語という場合も同義である．

8. 大脳皮質基底核症候群(corticobasal degeneration syndrome ; CBDS)
   ・一側性の筋強剛，動作困難，失行，および「他人の手」を特徴とするが，FTD および PPA の特徴を呈する場合も多い．PSP と重畳する部分も多い．

9. 大脳皮質基底核変性症(corticobasal degeneration ; CBD)
   ①基底核および皮質の嗜銀性，タウ陽性の神経細胞内封入体，グリア細胞のプラーク，肥胖した神経細胞(「Pick 細胞」)を組織学的な特徴とする疾患．
   ②臨床的症候群(8 と同様)として用いられる場合もある．

10. 進行性核上性麻痺(progressive supranuclear palsy ; PSP)
    ・垂直方向性注視麻痺，動作緩慢，易転倒性，構音障害を特徴とする疾患．症候，病理，タウの生化学，遺伝子は CBDS(8)および CBD(9)と重畳する部分が多い．ピック・コンプレックスの一部を構成すると

思われる．独立した疾患として扱おうとする立場もある．

11. 運動ニューロン疾患を伴う FTD
    (FTD with motor neuron disease ; FTD/MND)
    ・もともとは臨床的に診断された疾患である．認知症を伴う筋萎縮性側索硬化症(ALS)も同義である．

12. 運動ニューロン疾患にみられる封入体を伴う FTD
    (FTD-motor neurone disease inclusion type ; FTD/MND)
    ・ユビキチン陽性，タウ陰性であり，運動ニューロン疾患に特徴的な封入体を認めるが，臨床的には運動ニューロン疾患を呈さない FTD．運動ニューロン疾患型封入体を伴う認知症(MNDID)とも呼ばれる．ピック・コンプレックスの大部分を占める病理型であろうと考えられる．

13. FTLD-U
    ・ユビキチン病理を伴う前頭側頭葉変性症．12 と同義．

14. FTDP17
    ・第 17 番染色体に連鎖しパーキンソン症状を伴う前頭側頭型認知症．タウ遺伝子の変異を伴う家系は，本疾患の半分以下である．最初に報告された家系では ALS にみられるのと同様の筋萎縮を伴っていた．他の家系では FTD，PPA，CBD，PSP，ALS などの症状が種々組み合わさって記載されている．

15. 特異的な組織所見を欠く認知症
    (dementia lacking distinctive histology ; DLDH)
    ・ピック小体あるいは CBD に典型的な病理学的特徴を呈さない場合の病理診断．本疾患と診断された症例の大部分は，その後の検索によって，MND タイプの封入体を伴うことが明らかになった．

16. 嗜銀顆粒性認知症，グアム島にみられる ALS-パーキンソン-認知症症候群(Lytico-Bodig)，内側側頭葉硬化症，神経中間径フィラメント病，進行性皮質下膠症，神経原線維変化型認知症〔argyrophillic grain disease, ALS-Parkinsonism-dementia complex, ("Lytico-Bodig") of Guam, mesial temporal sclerosis, neuronal intermediate neurofilament disease (NIFID), progressive subcortical gliosis, tangle only dementia〕
   ・病理学的に定義されたこれらの疾患単位はピック・コンプレックスの一部であると考える立場もある．臨床症状との関係については，今後明らかにされるべき段階にある．

(監訳者注：本文中の FTD，ピック病，ピック・コンプレックス，FTD/ピック病，FTD/ピック・コンプレックスの表記は原則として原書に従った)

文献

Alzheimer A. On peculiar disease of the cerebral cortex. Allg Z Psychiatrie 1907:64:146

Alzheimer A. Über eigenartige Krankheitsfälle des späteren Alters. Z Gesamte Neurol Psychiatr 1911:4:356-385

Brun A. Frontal lobe degeneration of non-Alzheimer type. I. Neuropathology. Arch Gerontol Geriatr 1987:6:193-208

Baker M, MacKenzie IR, Pickering-Brown SM et al. Mutations in progranulin cause tau-negative frontotemporal dementia linked to chromosome 17. Nature. 2006 July16 (online publication)

Caselli RJ, Windebank AJ, Petersen RC, Komori T, Parisi JE, Okazaki H, Kokmen EM, Iverson Dinapoli RRP, Graff-Radford NR, and Stein SD. Rapidly progressive aphasic dementia and motor neuron disease. Ann Neurol 1993:33:200-207

Dubois B, Slachevsky A, Litvan I, and Pillon B. The FAB - A frontal assessment battery at bedside. Neurology 2000:55:1621-1626

Geschwind DH, Robidoux J, Alarcón M, Miller BL, Wilhelmsen KC, Cummings JL, and Nasreddine ZS. Dementia and neurodevelopmental predisposition: Cognitive dysfunction in presymptomatic subjects precedes dementia by decades in frontotemporal dementia. Ann Neurol 2001:50:741-746

Hutton M, et al. Association of missense and 5'-splice-site mutations in tau with the inherited dementia FTDP-17. Nature,1998;393:702-705

Hodges JR, Davies R, Xuereb J, Kril J, and Halliday G. Survival in frontotemporal dementia. Neurology 2003:61:349-354

Hodges JR, Patterson K, Oxbury S, and Funnell E. Semantic dementia: Progressive fluent aphasia with temporal lobe atrophy. Brain 1992:115:1783-1806

Jackson M, Lennox G, and Lowe J. Motor neurone disease-inclusion dementia. Neurodegeneration 1996:5:339-350

Kertesz A, Davidson W, and Fox H. Frontal Behavioral Inventory: Diagnostic criteria for Frontal Lobe Dementia. Can J Neurol Sci 1997:24:29-36

Kertesz A, Hillis A, and Munoz DG. Frontotemporal dementia and Pick's disease. Ann Neurol 54 Supplement 2003:5:S1-S35

Kertesz A, Hudson L, Mackenzie IR, and Munoz DG. The pathology and nosology of primary progressive aphasia. Neurology 1994:44:2065-2072

Kertesz A, Kawarai T, Rogaeva E, St.George-Hyslop PH, Poorkaj P, Bird TD, and Munoz DG. Familial frontotemporal dementia with ubiquitin-positive, tau-negative inclusions. Neurology 2000:54:818-827

Lebert F, Pasquier F. Trazodone in the treatment of behaviour in frontotemporal dementia. Hum. Psychopharmacol Clin Exp 1999;14:279-281

Lomen-Hoerth C, Anderson T and Miller B. The overlap of amyotrophic lateral sclerosis and frontotemporal dementia. Neurology 2002:59:1077-1079

Mesulam M-M. Slowly progressive aphasia without generalized dementia. Ann Neurol 1982:11:592-598

Miller BL, Seeley WW, Mychack P, Rosen HJ, Mena I, and Boone K. Neuroanatomy of the self-evidence from patients with frontotemporal dementia. Neurology 2001:57:817-821

Miller BL, Cummings J, Mishin F, et al. Emergence of artistic talent in frontotemporal dementia. Neurology. 1998; 51:978-982

Mitsuyama Y. Presenile dementia with motor neuron disease in Japan: Clinicopathological review of 26 cases. J Neurol Neurosurg Psychiatry 1984:47:953-959

Munoz DG, Dickson DW, Bergeron C, Mackenzie IRA, Delacourte, and Zhukareva V. The neuropathology and biochemistry of frontotemporal dementia. Ann Neurol 2003:54 Suppl 5:S24-S28

Neary D, Snowden JS, Mann DMA, Northen B, Goulding PJ, and Macdermott N. Frontal lobe dementia and motor neuron disease. J Neurol Neurosurg Psychiatry 1990:53:23-32

Neary D, Snowden JS, Northen B, and Goulding P. Dementia of frontal lobe type. J Neurol Neurosurg Psychiatry 1988:51:353-361

Okamoto K, Hirai S, Yamazaki T, Sun X, and Nakazato Y. New ubiquitin-positive intraneuronal inclusions in the extra-motor cortices in patients with amyotrophic lateral sclerosis. Neurosci Lett 1991:129:233-236

Onari K and Spatz H. Anatomische Beitrage zur Lehre von der Pickschen umschriebenen Grosshirnrinden-Atrophie ("Picksche Krankheit""). Z Gesamte Neurol Psych 1926:101:470-511

Pick A. Über die Beziehungen der senilen Hirnatrophie zur Aphasie. Prag Med Wochenschr 1892:17:165-167

Pick A. Über primäre progressive Demenz bei Erwachsene. Prag Med Wochenschr 1904:29:417-420

Pick A. Uber einen weiteren Symptomenkomplex im Rahmen der Dementia senilis, bedingt durch umschriebene starkere Hirnatrophie (gemischte Apraxie). Monatsschr Psychiatr Neurologie 1906:19:97-108

Ratnaavalli E, Brayne C, Dawson K, and Hodges JR. The prevalence of frontotemporal dementia. Neurology 2002:58:1615-1621

Rebeiz JJ,.Kolodny EH, and Richardson EP, Jr. Corticodentatonigral degeneration with neuronal achromasia. Arch Neurol 1968:18:20-33

Rice GPA, Paty DW, Ball MJ, Tatham R, and A. Kertesz. Spongiform encephalopathy of long duration: A family study. Can J Neurol Sci 1980:7:171-174

Snowden JS, Bathgate D, Varma A, Blackshaw A, Gibbons ZC, and Neary D. Distinct behavioural profiles in frontotemporal dementia and semantic dementia. J Neurol Neurosurg Psychiatry 2001:70:323-332

Snowden JS, Goulding PJ, and Neary D. Semantic dementia: a form of circumscribed cerebral atrophy. Behav Neurol 1989:2:167-182

Snowden JS, Neary D, and Mann DMA. Fronto-Temporal Lobar Degeneration: Fronto-temporal Dementia, Progressive Aphasia, semantic dementia, London:Churchill Livingstone, 1996.

Sparks DL & Markesbery WR. Altered serotonergic and cholinergic synaptic markers in Pick's disease. Arch neurol 1991:48:796-799

Steele JC, Richardson JC, and Olszewski J. Progressive supranuclear palsy. Arch Neurol 1964:10:333-359

Swartz JR, Miller BL, Lesser IM, and Darby AL. Frontotemporal dementia: Treatment response to serotonin selective reuptake inhibitors. J Clin Psychiatry 1997:58:212-216

Tulving E. Episodic and semantic memory. In: Organization of memory, edited by E. Tulving and W. Donaldson, New York: Academic Press, 1972: p. 381-403

Warrington EK. The selective impairment of semantic memory. Quart J Exp Psych 27:635-657, 1975

Wernicke C. Einige neurere Arbeiten über Aphasie (Some new work on aphasia). Fortschritte der Medizin 1885:3:824, 4, pp. 377, 463

Wilhelmsen KC, Lynch T, Pavlou E, Higgins M, and Nygaard TG. Localization of disinhibition dementia parkinsonism amyotrophy complex to 17q21-22. Am J Hum Genet 1994:55:1159-1165

Zhukareva V. et al. Loss of tau defines novel sporadic and familial tauopathies with frontotemporal dementia. Ann. Neurol. 2001;49:165-175

索引

和文

あ

アーノルド・ピック　1, 47
アイオワカードゲーム　93
アケライティス　166
アパシー　32, 143, 176
アフェミア　38
アミロイド　163, 168
アルツハイマー　3, 163
アルツハイマー病
　　　32, 117, 131, 137, 163, 172, 201
── による失語　45
安定剤　189, 191

い

異常凝集タウ蛋白　167
異常リン酸化タウ蛋白　163, 168
遺伝相談　177
意味記憶　41
意味失語　47
意味障害　158
意味性言語障害　78
意味性錯語　110
意味性失語　38, 56, 176, 208
意味性認知症　3, 39, 41, 47, 56, 110,
　　117, 137, 159, 166, 173, 195, 197, 206
意欲　144

う

ウェルニッケ　47

うつ病　173, 176, 185, 192
運転　186
運動失行　194
運動障害　166, 196
運動(錐体外路)障害　171
運動ニューロン型の封入体　112
運動ニューロン疾患
　　　3, 10, 20, 112, 118, 169, 172, 207
運動ニューロン病封入体認知症
　　(→ MND も見よ)　169

え

エコラリア　117, 118, 155, 196
エピソード記憶　41
嚥下障害　112, 167

お

落ち着きのなさ　51
オリバー・サックス　70, 119

か

カード分類検査　156
介護施設への入所　198
介護者への助言　181
カウンセリング　172
過食　15, 187
過食症　15
仮性認知症　173
家族性　178
カプグラ妄想　117
ガランタミン　201, 202
感覚失語　47
眼窩前頭葉脱抑制症候群　105

観念性失行　136

き

記憶障害　173
偽性球泣き　167
偽性球麻痺　68, 70, 167
境界性パーソナリティ障害　105, 128
強制泣き　167
強制笑い　167
強迫行動　85
強迫性障害
　　　　84, 105, 126, 145, 184, 193
強迫性人格　173
筋萎縮性側索硬化症（→ ALS も見よ）
　　　　115, 169
筋強剛　171, 206
銀染色性封入体　168

く

グアム島にみられる ALS-パーキンソ
　ン-認知症症候群　208
口運び傾向　22, 35
クリューヴァー・ビューシー症候群
　　　　22, 32
クロイツフェルト・ヤコブ病
　　　　117, 172

け

軽度認知障害　147
ゲシュヴィンド-ガストー症候群　145
血管性認知症　96
限局性萎縮　172
原発性進行性語唖　194
原発性進行性失語（→ PPA も見よ）
　　　　3, 33, 141, 165, 175, 194, 206
腱反射亢進　172

こ

抗うつ薬　11, 19, 173, 184, 185
構音障害　71

後見人　186
向精神薬　189
硬直　166
行動異常　173
行動障害　201
行動評価票　96, 156
行動変化　183
後方皮質の萎縮　137
コーネル抑うつ尺度　176
心の理論　92, 94
コミュニケーションの障害　193
コリンエステラーゼ阻害薬
　　　　29, 201, 204
コンピュータ断層撮影　172

さ

財産管理能力　186
在宅介護　198

し

磁気共鳴画像　172
嗜銀顆粒性認知症　208
失行　166, 171, 206
失語　171, 175
失認　22
失名詞　38
シヌクレイン　203
自発性低下　189
自発性の喪失　176
社会性喪失　191
社会的問題行動　89
収集　84
手掌頤反射　90
上下方注視麻痺　167
使用行為　25, 30, 134, 189
常染色体優性遺伝　112
常同行動　32, 126
食糞症　113
ジョセフ・バビンスキー　142
ジョン・ホッジス　56

人格の変化　157
神経原線維変化　163
神経原線維変化型認知症　208
進行性核上性麻痺　38, 67, 70, 112,
　　　　　　　136, 150, 166, 196, 206
進行性皮質下膠症　208
進行性非流暢性失語　206
診断　171

す

遂行機能の障害　69, 91, 124, 131, 173
錐体外路徴候　61
錐体路徴候　115
垂直性注視麻痺　166
垂直方向性眼球運動障害　68
睡眠時無呼吸　19
ステレオティピー　126

せ

生化学的マーカー　202
性格変化　183
性行動亢進　73
性欲亢進　191
窃盗癖　190
セルトラリン　133
セレブロリシン　202
セロトニン　19
　──の欠乏　11, 187
セロトニン系の機能障害　201
前大脳動脈閉塞　105
前頭側頭型認知症　3, 163, 165, 205
前頭側頭型変性症　1, 3, 168, 205
前頭側頭葉の萎縮　140
前頭葉型認知症　3, 165
前頭葉(機能)検査　29, 125, 174
前頭葉性行動質問紙　133, 172, 174
前頭葉の遂行機能のテスト　203
前頭葉ロボトミー　144

そ

躁うつ病　106, 176
躁病　106, 145
側頭葉てんかん　145

た

帯状回　56, 144
大脳皮質基底核/失語症候群　197
大脳皮質基底核変性症(→ CBD も見
　よ)　35, 38, 61, 72, 112, 137, 166,
　　　　　　　　　　194, 196, 206
タウ　203
　──, 4 リピート(4R)　72
タウ遺伝子　177, 178
タウ陰性　113
タウオパチー　70, 169
タウ蛋白　38, 72, 113, 140, 168
タウ陽性封入体　140
脱抑制　85, 171, 184, 190, 191
多動　51
他人の手徴候
　　　　　61, 63, 166, 171, 196, 206
多発性硬化症　105
単一フォトン断層撮影　172

ち

着衣障害　136
注意欠陥障害　173
注意力　189
注視障害　71
注視麻痺　171
聴覚性失認　53
超皮質性感覚失語　44, 45, 47

て

ディオゲネス症候群　84
抵抗症　149
てんかん　158, 172

と

統合失調症　105
動作緩慢　171
動作困難　208
頭部外傷　105
特異的な組織所見を欠く認知症
　　　　　　　　　169, 207
時計描画課題　124
ドネペジル　201
トラゾドン　9, 18, 29, 113, 129, 150,
　　　　　　　157, 189, 202
トレイルメイキング　8, 18, 174

な・に・の

内側側頭葉硬化症　208
認知症を伴う筋萎縮性側索硬化症
　　　　　　　　　　　207
脳腫瘍　105
脳卒中　45, 105, 131, 158
脳波　90
脳波図　172

は

パーキンソン症状　145, 150, 207
パーキンソン病　61, 77, 166, 196
パーキンソン・プラス症候群　61, 70
徘徊　51, 188, 202
排泄　197
発話失行　194
反社会性パーソナリティ障害　128
反社会的行動　190, 202
半側空間無視　64
判断の障害　185

ひ

ピエール・マリー　57
皮質下性認知症　71
非社会的行動　190
ヒステリー徴候　141

ピック・コンプレックス　3, 167, 206
ピック細胞　140, 166
ピック小体　163
ピック病　3, 163, 205
非定型抗精神病薬　202
病態失認　142
病的盗癖　91
非流暢型原発性進行性失語　159
非流暢性失語　38

ふ

風船様ニューロン　163, 166
不穏　189, 202
ふざけ症　77, 105
不注意　176
不明瞭発語　167
プラグマティクス　106
ブルース・ミラー　57
フルオキセチン　157
プログラニュリン　179
プログラニュリン遺伝子　113, 203
　──の変異　71

へ

ベータ蛋白変異　168
ベック抑うつ尺度　176
偏食　7, 187
扁桃体　144
ヘンリー・ヘッド　46

ほ

ポール・ブローカ　37
ポジトロン断層撮影法　172
保続性言語　118

ま・む

万引き　85, 190
無為　185
無関心　143, 176, 189

め・も

明確な組織学的所見を欠く認知症　18
メマンチン　201
燃え尽き状態　137, 173, 185, 192

ゆ

ユビキチン　203
ユビキチン封入体　50
ユビキチン陽性型（MND タイプ神経
　細胞内包）FTD/ピック・コンプレッ
　クス　157
ユビキチン陽性神経封入体　115
ユビキチン陽性・タウ陰性の細胞内封
　入体を有する Pick 病の亜系　91
ユビキチン陽性タウ陰性封入体　169

よ

幼児化　147
抑うつ　32, 105, 137

り

リチウム　202
リバスチグミン　201
リビング・ウィル　87
両側側頭葉萎縮　112

る・れ

ルー・ゲーリッグ病
　　　　　　　　　112, 115, 169, 179
レボドパ　146, 150

ろ

老人斑　163, 168
老年期隠遁　81
浪費　85
ロゴペニア　39, 143

わ

ワーキングメモリ　131, 174

欧文

A

Agnosia 22
alien hand 166
ALS-Parkinsonism-Dementia complex, ("Lytico-Bodig") of Guam 119, 208
amyotrophic lateral sclerosis；ALS 71, 115, 169, 179
―― を合併する認知症 115
argyrophillic grain disease 208

B

ballooned neuron 163
Bruce Miller 57

C

CBD/PSP 72
CBD/PSP 型のピック病 196
CBD/PSP 症候群 179
childishness 147
corticobasal degeneration；CBD 38, 61, 72, 112, 137, 140, 166, 167, 196, 206
corticobasal degeneration syndrome；CBDS 206
CT 172

D

dementia lacking distinctive histology；DLDH 3, 207
Diogenes syndrome 84

E

EEG 90, 172
emotionally intelligence quotient；EIQ 94
executive function 91
executive impairment 131
extrapyramidal symptoms 61

F

FLD 3, 169
food fads 7
frontal assessment battery；FAB 29
frontal behavioral inventory；FBI 65, 133, 172, 174, 176, 203
frontal lobe dementia 165
frontotemporal degeneration；FTD 205
frontotemporal dementia；FTD 3, 163, 165, 205
frontotemporal lobar degeneration；FTLD 205
FTD with motor neuron disease；FTD/MND 207
FTD/Pick 206
FTD-bv 165
FTD-MND 型封入体 169, 179
FTD-motor neurone disease inclusion type；FTD/MND 207
FTDP17 207
FTD 行動異常型 165
FTLD 3
FTLD-U 207

G

gegenhalten 149
gluttony 15

H

Henry Head 46
hypersexuality 73

J・K

John Hodges 56

Klüver-Bucy syndrome　22

L・M

Lytico-Bodig　70, 208
mesial temporal sclerosis　208
mild cognitive impairment；MCI
　　　　　　　　　　　　　　147
MMSE　18, 140, 164
motor neuron disease；MND
　　　　　　3, 10, 20, 169, 207
MRI　48, 172

N

Neuroleptics　202
neuronal intermediate neurofilament disease (NIFID)　208

O

obsessive-compulsive disease；OCD
　　　　　　　　　　　　126, 184
obsessive-compulsive disorder；OCD
　　　　　　　　　　　　145, 184
Oliver Sacks　119

P

PET　172
Pick's disease；PiD　205
Pick 細胞　208
Pierre Marie　57
posterior cortical atrophy　137
PPA　3, 33, 141, 159, 165, 175, 179,
　　　　　194, 195, 202, 206
progranulin 遺伝子　203
progressive nonfluent aphasia；
　PNFA　208

progressive subcortical gliosis　208
progressive supranuclear palsy；PSP
　38, 70, 112, 136, 150, 166, 167, 196,
　　　　　　　　　　　　　　206
pyramidal symptoms　115

R

restlessness　51
roaming　51

S

semantic dementia；SD　41, 166, 206
senile squalor　81
social failure　89
SPECT　172
SSRI　12, 19, 113, 129, 133, 184, 189,
　　　　　　　　　191, 201, 204
supranuclear palsy　67

T

tangle only dementia　208
theory of mind；TOM　94

U・V

utilization behaviour　25
vascular dementia；VD　96

W

Wernicke　47
Western Aphasia Battery；WAB
　　　　　　　　　　　176, 203
Witzelsucht　77, 105